Ist der routinemäßige, prophylaktische
Dammschnitt gerechtfertigt?

Mabuse-Verlag
Wissenschaft 5

Gisèle Steffen, Französin, Jahrgang 1956, freie Hebamme in Freiburg.
Nach ihrem Abitur im Jahre 1973 machte sie zunächst eine Ausbildung als
Krankenschwester in Lyon, bevor sie die Hebammenschule der Uniklinik in
Lausanne absolvierte. 1983 siedelte sie zusammen mit ihrem Mann, einem
deutschen Neurowissenschaftler, nach Freiburg/Br. über, wo sie, nach Erlangung
der deutschen Lizenz, zeitweise als Hebamme in Müllheim tätig war. An-
schließend (1985) Umzug nach Darmstadt. Hier Arbeit als freie Hebamme,
vornehmlich Hausgeburten. 1988 zog Frau Steffen in den Raum Wetzlar, wo sie
zusammen mit drei weiteren Kolleginnen eine der ersten Hebammenpraxen in
Hessen eröffnete. Die überaus traditionelle Geburt ihres ersten Sohnes in der
Uniklinik Lausanne schockte sie so sehr, daß sie nicht nur ihre weiteren drei
Kinder als Hausgeburten entband, sondern sich auch dem Thema ,,Autonome
Geburt" in besonderer Weise widmete. So begann sie schon in den siebziger
Jahren, den Dammschnitt als Routinemaßnahme in Frage zu stellen. Die Ergeb-
nisse ihrer Recherchen fanden in dem vorliegenden Büchlein ihren Niederschlag.
Als Autorin und gefragte Referentin hat sie inzwischen in Deutschland ihren
festen Platz in der Hebammenforschung. Ein von ihr entworfener Gebärhocker
erfreut sich immer größerer Beliebtheit. Es ist ihr ein besonderes Anliegen,
Frauen, Kolleginnen und Ärzte zu einer Anpassung der Entbindungspraxis an
die wissenschaftlich erwiesenen Erkenntnisfortschritte zu bewegen.

Gisèle Steffen

Ist der routinemäßige, prophylaktische Dammschnitt gerechtfertigt?

Überblick über neuere Forschungsarbeiten

Aus dem Französischen übersetzt
von Monika Gepperth

Mabuse-Verlag
Frankfurt am Main

Die Deutsche Bibliothek – CIP-Einheitsaufnahme

Gisèle Steffen:
Ist der routinemäßige, prophylaktische Dammschnitt gerechtfertigt? : Überblick über neuere Forschungsarbeiten / von Gisèle Steffen. Aus dem Franz. übersetzt von Monika Gepperth. – 5. Aufl. – Frankfurt/Main : Mabuse-Verl., 2001
 (Mabuse Verlag Wissenschaft ; Bd. 5)
 ISBN: 3-925499-58-X

5. Auflage 2001
© 1997 Mabuse-Verlag GmbH
Kasseler Str. 1 a
60486 Frankfurt am Main
Tel.: 069/97 07 40 71
Fax: 069/70 41 52
www.mabuse-verlag.de

Satz: Dienst & Klapproth, Frankfurt am Main
Druck: Prisma Verlagsdruckerei, Frankfurt am Main
ISBN: 3-925499-58-X
Printed in Germany

Inhalt

Vorwort zur 3. Auflage   7

1.

1.1. Einführung   9
1.2. Quellen und Aufbau dieser Arbeit   11
1.3. Anatomische Aspekte   16
1.4. Geschichtliche Entwicklung   20

2.

2.1. Dammschnitt und Risse   25
2.2. Dammschnitt und Prophylaxe von Rissen   32
2.3. Dammschnitt und Risse 2. Grades: Ein Vergleich   34
2.4. Dammschnitt, Senkungszustände und Harninkontinenz   43
2.5. Dammschnitt und fetale Gesundheit   46
2.6. Intakter Damm ohne Dammschnitt
     und maximale akzeptable Dammschnittrate   49

3.

3.1. Ergebnisse   51
3.2. Epilog: Versuch einer Analyse der Praxis des
     routinemäßigen Dammschnitts   54
3.3. Schlußbetrachtung   58

Literatur   63

Vorwort zur 4. Auflage

Diese Arbeit wendet sich zum einen an Frauenärztinnen und Frauenärzte, Hebammen und andere Personen, die sich mit Geburtshilfe beschäftigen. Sie sollten offen dafür sein, die gängige wissenschaftliche Begründung des routinemäßig durchgeführten prophylaktischen Dammschnitts in Frage zu stellen. Zum anderen wendet sie sich an alle vom Dammschnitt betroffenen Frauen: Wenn sie sich für Änderungen in der Geburtshilfe mitverantwortlich fühlen, können sie dazu beitragen, unnötiges Leid zu verhindern.

Ich war erstaunt, als ich im Laufe meiner Arbeit an dieser Studie entdeckte, daß die routinemäßige Durchführung des Dammschnitts ohne wissenschaftliche Grundlage entstanden ist, und ohne wissenschaftliche Begründung heute noch weiter gelehrt und praktiziert wird.

Sieben Jahre sind seit der ersten Auflage dieses Buches vergangen. Es fand regen Zuspruch und Nachfrage seitens vieler betroffener Kolleginnen und Kollegen und Schwangerer. Dank ihres Engagements ist die Zahl der Dammschnitte in manchen Krankenhäusern am Zurückgehen. Andererseits höre ich aber immer wieder, daß die Dammschnittrate in vielen Kliniken immer noch bis zu 80 Prozent beträgt, ganz im Gegensatz zu der von der Weltgesundheitsorganisation empfohlenen Rate von 20 Prozent.

Ich gehe davon aus, daß die Ergebnisse dieses Buchs viele Betroffene noch nicht erreicht haben: Grund genug für die Verbreitung einer weiteren Auflage!

Dieses Büchlein ist auch als Hilfe zur Selbsthilfe gedacht. So bleibt zu hoffen, daß mehr und mehr Frauen (und ihre Partner!) durch seine Lektüre Mut bekommen, gewisse Praktiken im Kreißsaal in Frage zu stellen. Diese Neuauflage blieb inhaltlich unverändert. Neuere Arbeiten zeigen, daß der Tenor der Befunde weiterhin aktuell ist.

So hoffe ich, daß diese Arbeit gerade auch in Medizinerkreisen in Zukunft mehr Aufmerksamkeit findet. Ich wünsche, daß sie weitere Impulse gibt für neues Denken, konstruktive Forschungsarbeiten und schnelle Änderungen in der Geburtshilfe.

Ich widme dieses Büchlein allen Frauen, die an den Auswirkungen eines Dammschnittes gelitten und mich zu dieser Arbeit ermutigt haben.

Gisèle Steffen, Laufdorf, Juli 1997

1.

1.1. Einführung

Vom Dammschnitt (Episiotomie) sind mehr als 60 % der Frauen betroffen, die in den industrialisierten Ländern entbinden. Damit ist er der am häufigsten durchgeführte chirurgische Eingriff, und diese Praxis nimmt immer weiter zu. Es ist daher angebracht, sich über seinen Nutzen Gedanken zu machen. Seit der Geburt meines ersten Kindes, bei der ich selbst einen großen Dammschnitt hatte (in einer Klinik, in der dieser Eingriff bei Erstgebärenden systematisch durchgeführt wurde), habe ich immer wieder über die Berechtigung dieser Praxis nachgedacht.

Da ich also die Folgen des Schnitts – Schmerzen und andere Unannehmlichkeiten – am eigenen Leib gespürt habe, und da ich seither während meiner Tätigkeit als Hebamme die Schmerzen der Entbundenen sowie eine Reihe von Komplikationen, die nach dem Dammschnitt auftraten, miterlebt habe, und weil mir viele Frauen über sexuelle Schwierigkeiten oder lange anhaltende Schmerzen berichtet haben, war es mir niemals möglich, den Dammschnitt als harmlose Maßnahme zu betrachten.

Ich habe deshalb versucht, ihre Anwendung bei meiner beruflichen Tätigkeit einzuschränken. Natürlich habe ich mich damit gegen die herrschende Meinung gestellt, die den prophylaktischen Dammschnitt positiv betrachtet: Ist ein Schnitt schließlich nicht viel leichter zu nähen als ein Riß? Ist es nicht seit langem wissenschaftlich bewiesen, daß ein Schnitt viel besser heilt?

Für mich beruhte die Entscheidung, nicht zu schneiden, auf ganz anderen Überlegungen:

- Erstens besteht damit die Chance, daß der Damm intakt bleibt. Wer kann schließlich in strittigen Fällen mit Sicherheit behaupten, daß ein Riß aufgetreten wäre, um den Dammschnitt zu rechtfertigen?
- Zweitens sind die Folgen eines Risses nicht so schwerwiegend, wie gewöhnlich behauptet wird. Bei Patientinnen, bei denen kein Damm-

schnitt durchgeführt wurde, beobachtete ich, daß spontane Risse oft weniger tief waren, als es ein „alternativer" Schnitt gewesen wäre.

Ein Dammschnitt kann nur wirksam sein, d.h. seine Aufgabe erfüllen, „das mütterliche Gewebe und die Gesundheit des Kindes zu schützen", wenn er entsprechend den geltenden Grundsätzen durchgeführt wird. (Vgl. das Kapitel zur Beschreibung des Dammschnitts.) Dies erfordert in der Regel einen Schnitt von mindestens drei bis vier Zentimetern.

Im übrigen konnte ich bei meiner Tätigkeit als freiberufliche Hebamme, während der ich häufiger Risse erlebte als im Krankenhaus, beobachten, daß diese schneller heilten als die Dammschnitte.

Außerdem hatten die Entbundenen selten Beschwerden. Ich war oft erstaunt, wenn ich die Mütter schon am zweiten oder dritten Tag (manchmal selbst am Tag nach der Geburt) im Schneidersitz auf dem Bett sitzen sah, z.B. beim Stillen oder beim Spielen mit ihrem Baby. Das hatte ich bei Frauen mit Dammschnitt nur sehr selten erlebt. (Die meisten von mir betreuten Frauen hatten einen mediolateralen Dammschnitt.) Bei der Geburt meines zweiten Kindes erlitt ich selbst einen Riß zweiten Grades, der genäht werden mußte, und ich kann bestätigen, daß die Schmerzen danach nicht vergleichbar waren mit denen, die ich nach dem Dammschnitt bei meiner ersten Entbindung hatte. Und das, obwohl der Riß relativ groß war. Ich hatte darauf bestanden, daß die Hebamme nicht schneiden sollte. Der aufgetretene Riß ließ sich leicht erklären durch den vernarbten Damm und die erschwerte Austreibung aufgrund der Lage des Kindes, das in posteriorer Schädellage mit zweifacher Nabelschnurumschlingung geboren wurde.

Einige Kolleginnen hörten sich meine Argumente zwar mit Interesse an, blieben aber doch sehr skeptisch. Meine Vorstellung von der Entbindung war sehr weit entfernt von dem, was sie gelernt hatten! Was konnten die Argumente einer einzelnen Hebamme ausrichten gegen eine fast ein halbes Jahrhundert alte Praxis, die von Ärzten mit Weltruf eingeführt und von fast allen Universitäten übernommen worden war? (Vgl. die geschichtliche Entwicklung des Dammschnitts.) Auch ich selbst hatte Zweifel: „Wenn der Dammschnitt so weit verbreitet ist und immer mehr zunimmt, muß sie doch auf wissenschaftlichen Grundlagen beruhen." Zum Beispiel erschien mir das Argument unbestreitbar, daß ein Dammschnitt das Risiko einer Senkung der Gebärmutter sowie der Harninkontinenz verringert. Ich beschloß deshalb, mich so bald wie möglich in die Literatur zu vertiefen, um selbst die wissenschaftlichen Quellen zu finden, auf die sich, wie ich glaubte, die Geburtshelfer beriefen.

1.2. Quellen und Aufbau dieser Arbeit

1.2.1. Quellen

Um eine Bibliographie zu dem mich interessierenden Thema zu bekommen, schrieb ich an das Deutsche Institut für Medizinische Dokumentation und Information (DIMDI). Ich bat darum, mir die in den letzten drei Jahren (November 1985 bis November 1988) erschienenen Veröffentlichungen zu schicken. Falls während dieses Zeitraums keine Artikel zu dem betreffenden Stichwort erschienen sein sollten, verlangte ich eine Zusammenstellung der seit 1978 einschließlich veröffentlichten Arbeiten. Ich gab an, daß ich Deutsch, Englisch und Französisch lesen könne und daß ich auch an eventuellen anderssprachigen Arbeiten interessiert sei, sofern diese eine englische Zusammenfassung enthielten. Die mich interessierenden Themen lauteten:

– Ätiologie der Harninkontinenz
– Ätiologie der Analfistel
– Ätiologie des Gebärmuttervorfalls
– Sexuelle Schwierigkeiten von Frauen, die mindestens ein Kind geboren haben
– Dysparennie post partum
– Vergleichende statistische Studien über die Folgen von Rissen und Dammschnitten

Ich verlangte hingegen keine Veröffentlichungen über fetale Indikationen für den Dammschnitt, da ich den Nutzen des Dammschnitts in diesem Fall nicht in Zweifel zog. Leider vergaß ich folgendes Argument: „Ein Dammschnitt, der bei Erscheinen des Kopfes an der Vulva durchgeführt wird, erweitert den Geburtskanal und verhindert, daß der Kopf des Kindes gegen die Muskelplatte gedrückt wird, wodurch Hirnschäden vermieden werden können." Da ich nicht nach Arbeiten über die Kompression des fetalen Kopfes bei vaginaler Geburt gefragt hatte, weiß ich nicht, wieviele Veröffentlichungen sich insgesamt mit der Berechtigung des Dammschnitts bei der normalen Geburt befassen.

Unter den zahlreichen mir zugeschickten Zusammenfassungen von veröffentlichten Arbeiten befaßten sich 44 in irgendeiner Weise mit dem Dammschnitt. Von diesen 44 Veröffentlichungen bezogen sich jedoch neun nur auf vereinzelte Komplikationen beim Dammschnitt, untersuchten die Wirksamkeit von Schmerzstillern beim Dammschnitt oder verglichen Vor- und Nachteile des medianen und des mediolateralen Dammschnitts. Diese Arbeiten wurden nicht berücksichtigt, da sie für meine Untersuchung nicht von direktem Interesse waren. Es blieben nur 35 Arbeiten, die sich auf meine Fragestellung bezogen.

– In fünf dieser Arbeiten wird die Berechtigung des Dammschnitts untersucht;
– sechs Veröffentlichungen behandeln sexuelle Schwierigkeiten und andere Beschwerden von Frauen nach der Entbindung;
– neun Beiträge befassen sich mit dem Dammschnitt und spontanen Rissen;
– vierzehn Arbeiten beziehen sich auf das Problem der Erschlaffung der Beckenbodenmuskulatur, verschiedene Senkungszustände und Harninkontinenz;
– ein Artikel befaßt sich mit der Prävention einer Kompression des fetalen Kopfes bei Frühgeburten.

Von den genannten 35 Arbeiten erschienen zwölf zwischen 1983 und 1985, während 23 aus den Jahren 1985 bis 1988 stammen.

Zwölf dieser Veröffentlichungen kommen aus den USA, neun aus England, fünf aus Frankreich, drei aus Deutschland und die restlichen sechs aus Belgien, Italien, Kanada, Schweden und Schottland.

Zur Vervollständigung dieser Untersuchung verlangte ich im Dezember 1989 alle erst kürzlich (zwischen Dezember 1988 und Dezember 1989) erschienenen Arbeiten über die Berechtigung des routinemäßigen Dammschnitts, wobei ich diesmal auch die fetale Gesundheit einbezog. Ich erhielt

30 Zusammenfassungen, darunter vierzehn aus den USA und sieben aus England. Die restlichen neun Arbeiten kamen aus neun verschiedenen anderen Ländern, davon eine aus Deutschland. Neben der Herkunft dieser Untersuchungen ist zu bemerken, daß die Hälfte davon, also fünfzehn, sich ausschließlich mit der Wirksamkeit verschiedener Medikamente oder anderer Mittel (Ultraschall, Sitzbäder, wechselweise Anwendung von kalt und warm) zur Linderung der Schmerzen nach dem Dammschnitt befassen. Acht weitere Arbeiten beziehen sich auf die Begleiterscheinungen des Dammschnitts. Wiederum fällt die geringe Zahl von Veröffentlichungen aus dem Jahr 1989 auf. Andererseits ist festzustellen, daß nur in sieben Untersuchungen die Praxis des Dammschnitts selbst in Frage gestellt wird, obwohl die Liste der sekundären Folgen lang ist und anerkannt wird, daß der Dammschnitt Schmerzen zur Folge hat.

Außer den oben erwähnten Arbeiten standen mir eine Anzahl weiterer Untersuchungen zur Verfügung, die ich von den jeweiligen Verfassern erhielt. Daraus erklärt sich die längere Bibliographie im Anhang dieser Arbeit und die letzten Endes ausreichend große Zahl der Veröffentlichungen über die fetale Gesundheit.

Da ich jedoch über die äußerst geringe Anzahl von Untersuchungen und Forschungsarbeiten, die den routinemäßigen Dammschnitt unterstützten, erstaunt war, begann ich, an meinen Informationsquellen zu zweifeln: Verzeichnet der Dokumentationsdienst der Kölner Bibliothek, an den ich mich gewandt hatte, alle internationalen Informationen, oder wird eine Auswahl getroffen? Als regelmäßige Leserin der ,,Dossiers de l'obstétrique", der französischen Zeitschrift für Hebammen, akzeptierte ich ohne weiteres, daß ich keine in dieser Zeitschrift erschienenen Artikel erhalten hatte: Tatsächlich erinnerte ich mich nicht, jemals etwas zu diesem Thema gelesen zu haben, seit ich diese Zeitschrift beziehe (1980). Dagegen hielt ich es für notwendig, in den Archiven der monatlich erscheinenden Zeitschrift für Hebammen in Deutschland nachzuforschen. Vielleicht, so dachte ich, werden die Artikel dieser Zeitschrift nicht an das Dokumentationszentrum in Köln weitergegeben. Also schrieb ich an das Archiv der ,,Deutschen Hebammenzeitschrift". Die Antwort lautete: ,,Zur Beantwortung Ihrer Anfrage haben wir uns bemüht, Material über den Dammschnitt zu finden, hatten aber leider keinen Erfolg. Nach unserer Kenntnis wurde zu diesem

Thema noch nie über eine veröffentlichte Arbeit berichtet". Ich hatte nach Artikeln gefragt, die seit 1980 erschienen waren. Von der BFHD-Zeitschrift, die vom Verband freiberuflicher Hebammen herausgegeben wird, erhielt ich die Zusammenfassung eines einzigen, 1988 erschienenen Vortrags. „In unserem Archiv fand sich nur ein Artikel.", erhielt ich zur Antwort.

Immer noch ungläubig im Hinblick auf die Informationen, die ich gewissenhaft zusammengetragen hatte und die dem widersprechen, was über die in zahlreichen Krankenhäusern herrschende Praxis bekannt war, dachte ich noch an folgende Möglichkeit: Vielleicht verbleiben die Forschungsarbeiten in Frankreich in den Archiven der Kliniken oder in den örtlichen Bibliotheken. Da ich noch Kontakte zu den Universitätskliniken in Lyon habe, schrieb ich an die medizinische Abteilung der dortigen Universitätsbibliothek, wo die medizinischen Dissertationen der Universität Lyon aufbewahrt werden. Die Antwort lautete: „Wir haben soeben Ihre Anfrage bezüglich der in Lyon durchgeführten Forschungsarbeiten über den Dammschnitt erhalten. Leider konnten wir zu diesem Thema nichts finden. Zwischen 1979 und 1989 gab es in Lyon keine Dissertation über dieses Thema ...". Und der Bibliothekar riet mir, mich persönlich an die einzelnen Gynäkologen und Geburtshelfer in Lyon zu wenden, denn, so fügte er hinzu: „in unserer Bibliothek befinden sich keine Sammlungen von Aufsätzen von Geburtshelfern; es ist möglich, daß Ärzte aus Lyon Beiträge für Kongreßberichte verfaßt haben ... Wir haben hier keine Möglichkeit, solche Beiträge aufzufinden."

Ich schrieb also an die betreffenden Professoren. Sie antworteten mir, daß sie keinerlei Informationen für mich hätten und daß ihres Wissens zu diesem Thema niemals ein besonderes Forschungsvorhaben geplant worden sei.

Zusammenfassend kann man feststellen, daß die Forschung über den routinemäßigen Dammschnitt nicht sehr reichhaltig ist. Aber die Verbreitung der vorhandenen Forschungsergebnisse gibt noch mehr zu denken: Aus den Zusammenfassungen, die ich bis Ende 1988 erhielt, wählte ich zunächst zwanzig Aufsätze aus, die ich gründlicher auswerten wollte, und beschloß, diese Aufsätze selbst in den Universitätsbibliotheken zu suchen. In der medizinischen Universitätsbibliothek Genf fand ich einen einzigen dieser Aufsätze, der in „La revue du praticien" erschienen war. In der Universitätsbibliothek Gießen fand ich drei Aufsätze. Bei der Durchsicht des Gießener Katalogs stellte ich fest, daß Frankfurt nur einen Artikel besaß, der in Gießen nicht vorhanden war. Nimmt man den besten Fall an, daß die Frankfurter Bibliotheken die gleichen Artikel besitzen, die in Gießen verfügbar sind, so ergibt das dennoch nicht mehr als vier Arbeiten. Von diesen vier Abhandlungen sind drei in englischer Sprache verfaßt. Eine ist im „British Medical Journal" erschienen, eine im „Journal of Reproductive Medicine" und eine im „Postgraduate Medicine". Nur ein Aufsatz wurde in einer deutschen Zeitschrift veröffentlicht: „Geburtshilfe und Frauenheilkunde". Wenn man also feststellt, wie selten in den Zeitschriften für Geburtshilfe, die Gynäkologen und Hebammen abonniert haben könnten, entsprechende Beiträge veröffentlicht werden, muß man sich fragen, wieviele Studenten, Hebammen und Ärzte wohl Zugang zu neueren Informationen haben.

1.2.2. Aufbau dieser Arbeit

Auf der Grundlage der obengenannten Arbeiten und anderer Werke möchte ich zunächst die anatomischen Aspekte des Dammschnitts und der verschiedenen möglichen Risse in Erinnerung rufen. Weiter gebe ich eine Zusammenfassung der geschichtlichen Entwicklung des Dammschnitts unter Bezugnahme auf die Abhandlung von S.B. Thacker und H.D. Banta. Darauf folgen fünf Kapitel: die fünf Argumente, die gewöhnlich zugunsten des Dammschnitts angeführt werden.

Diesen Argumenten werden die Ergebnisse der verschiedenen Untersuchungen, epidemiologischen Studien und sonstigen Forschungsarbeiten gegenübergestellt. Jedes Argument wird somit in einem gesonderten Kapitel behandelt:

2.1. Der Dammschnitt zur Vermeidung komplizierter Risse.
2.2. Der Dammschnitt zur Vermeidung von Rissen im allgemeinen.
2.3. Der Dammschnitt und Risse 2. Grades: ein Vergleich.
2.4. Routinemäßiger Dammschnitt und Prophylaxe des Gebärmuttervorfalls.
2.5. Routinemäßiger Dammschnitt und fetale Gesundheit.

Nachdem die fünf genannten Argumente in Frage gestellt worden sind, wird in Kapitel 2.6. versucht, eine Antwort auf folgende Fragen zu finden:

- In wievielen Fällen bleibt der Damm intakt, wenn die Zahl der Dammschnitte eingeschränkt wird?
- Wie hoch ist die maximal zu rechtfertigende Dammschnittrate?

Das Kapitel 3.1. schlägt eine Synthese über die Ergebnisse der Forschung vor.

Im Epilog (3.2.) wird der Versuch einer Analyse der Entwicklung und des Erfolgs des Dammschnitts unternommen.

Das Schlußkapitel (3.3.) eröffnet einen Ausblick auf andere Methoden bzw. Forschungsansätze, die es weiterzuverfolgen gilt, um die Rate der Risse sowie das Risiko von Senkungszuständen und der Harninkontinenz zu verringern, und weist ferner darauf hin, wie wichtig es ist, der Natur gerade im Bereich der Geburt Vertrauen zu schenken.

1.3. Anatomische Aspekte

1.3.1. Anatomie des Dammschnitts

Unter dem Dammschnitt versteht man die chirurgische Erweiterung des Scheideneingangs bei der Entbindung zum Zeitpunkt der Austreibung. Dieser Schnitt wird mittels einer Schere oder eines Skalpells durchgeführt und muß genäht werden. Beim medianen Dammschnitt spaltet der Schnitt den Damm von der Mitte aus (Verbindungslinie zwischen Damm und Anus), dabei werden jedoch die Fasern der Kapsel des Sphincters nicht durchtrennt. Der Schnitt trennt die Oberflächenmuskeln des Damms am Ansatz: Er umfaßt drei bis vier Zentimeter der Vaginalschleimhaut jenseits des Jungfernhäutchens. Beim mediolateralen Dammschnitt beginnt der Schnitt in der Mitte der hinteren Kommissur und setzt sich in einem Winkel von circa 45 Grad zu der oben beschriebenen Mittellinie durch den mediolateralen M. bulbocavernosus und den mediolateralen M. transversus perinei superficialis fort. Falls nötig, kann die Inzision bis zum mediolateralen M. levator ani verlängert werden. Der Dammschnitt sollte am besten in einem Winkel von

45 Grad und zu dem Zeitpunkt durchgeführt werden, wenn der Damm nach dem Erscheinen des Köpfchens (Steißes) des Kindes bereits mäßig gedehnt ist; auch die Vaginalschleimhaut muß auf der Mittellinie drei bis vier Zentimeter jenseits des Jungfernhäutchens eingeschnitten werden, um Vaginalrisse bei der Entbindung zu vermeiden (Varner, 1986).

Vereinfachter Vergleich zwischen medianem und mediolateralem Dammschnitt

a. Medianer Dammschnitt

Vorteile:
- Der mediane Dammschnitt kann zwar als Folge einer venösen Stauung vor der Austreibung stark bluten, aber diese Stauung verringert sich offenkundig nach der Austreibung des Kindes, und bei den meisten medianen Dammschnitten ist der Blutverlust unmittelbar post partum relativ gering. Der mediane Schnitt wird als vergleichsweise weniger schmerzhaft empfunden als der mediolaterale. Außerdem ist er unabhängig von demjenigen, der schneidet, kleiner. Es werden keine Muskeln, großen Blutgefäße, Nerven oder Fettgewebe der Fossa ischiorectalis durchtrennt.
- leichteres und präziseres Nähen (vgl. Merger, 1979)
- seltener Schmerzen sowie Dysparennie post partum
- bessere Wundheilung (vgl. Thackers, 1980)

Nachteile:
- Die Gefahr von Analrissen und sonstigen Verletzungen ist größer als beim mediolateralen Dammschnitt.

b. Mediolateraler Dammschnitt

Vorteile:
- Die Gefahr einer Erweiterung der Inzision bis zum Rektum ist gering.
- Bei einer schwierigen Entbindung kann der Dammschnitt durch einen zusätzlichen Schnitt verlängert werden, wodurch der Geburtskanal stärker als beim medianen Dammschnitt erweitert werden kann. So gilt der

mediolaterale Dammschnitt als angebracht, wenn eine Disproportion zwischen Fetus und Beckenmuskeln besteht, bei hinteren Hinterhauptlagen, bei Zangengeburten und bei Beckenendlagen.
– Die mediolaterale Schnittführung vermeidet eine etwaige Verletzung der Bartholinschen Drüse und des Bartholin-Ganges. Dazu muß der Dammschnitt unbedingt in der Mitte der Kommissur ansetzen.

Nachteile:
– Da das laterale Dammgewebe mehr Gefäße enthält, ist die Blutung bei dieser Art des Dammschnitts stärker als beim medianen.
– Die Naht ist schwieriger.
– Die Wundheilung ist komplizierter, Schmerzen treten häufiger auf, und die Gefahr von Hämatomen und Infektionen ist größer.

Kommentar

Aus den oben dargelegten Gründen existieren immer noch zwei verschiedene Lehrmeinungen. Die eine befürwortet den medianen, die andere den mediolateralen Dammschnitt. Ich selbst gehöre der zweiten Schule an. Ich habe nicht gelernt, einen medianen Dammschnitt durchzuführen. Nach meiner Kenntnis herrscht diese Situation an vielen Universitäten und Ausbildungszentren. Es wird **eine** Methode unterrichtet, während andere völlig außer acht gelassen werden. Im Fall des Dammschnitts scheint mir, daß die beiden Methoden sich ergänzen. Eine Erläuterung der beiden möglichen Methoden sowie ihrer jeweiligen Vor- und Nachteile würde den praktizierenden Ärzten zu einer zusätzlichen Kompetenz verhelfen, von der in erster Linie die Frauen direkt profitieren könnten.

In dieser Hinsicht erscheinen mir die Vorschläge von Prof. H.A. Hirsch von der Universitätsklinik Tübingen, die er in seinem 1989 erschienenen Buch „Episiotomie und Dammriß" veröffentlicht hat, ausgesprochen vernünftig: „... wenn sich eine Episiotomie nicht vermeiden läßt", sagt er, „und man die Vorteile der medianen Episiotomie nutzen und Dammrisse 3. Grades oder komplette Perineotomien (Inzision einschließlich Analsphinkter) möglichst vermeiden will, bietet sich folgendes Vorgehen an: Mediane Episiotomie als Standardmethode und mediolaterale Episiotomie als Ausnahme bei

– niedrigem Damm
– großem Kind
– hinterer Hinterhauptslage
– Beckenendlage
– Zangenentbindung von höher als Beckenboden."

Einen weiteren Vorschlag gibt Hirsch: ,,Wenn sich nach einer bereits durchgeführten Episiotomie die Erweiterung des Introitus als unzureichend erweist, bestehen zwei Möglichkeiten, um ein unkontrollierbares Weiterreißen des Schnitts zu vermeiden: Entweder man erweitert den Schnitt nach lateral um den mediolateralen Sphincter ani externus herum (1.), oder man durchtrennt den Sphincter prophylaktisch in Form einer kompletten Perineotomie (2.)." Dieser neuen Theorie ist hinzuzufügen, daß nach den in Tübingen durchgeführten Untersuchungen eine gut vernähte Perineotomie (wozu unbedingt ein kompetenter Operateur erforderlich ist) die gleichen Nachteile hat wie ein medianer Dammschnitt und immer noch eine bessere Möglichkeit darstellt als der mediolaterale Dammschnitt.

1.3.2. Beschreibung der verschiedenen Arten von Rissen

Meines Wissens erfährt die allgemeine Öffentlichkeit nirgends, was ein Riß ist. Unabhängig vom gesellschaftlichen Stand der von mir betreuten Frauen und von der Anzahl der Bücher, die sie über die Entbindung gelesen haben, sind sie immer erstaunt, wenn ich sage, daß es verschiedene Arten oder, besser gesagt, verschiedene Grade von Rissen gibt. Hier eine kurze Zusammenfassung:

a. Harmlose Risse, auch oberflächliche Risse oder Risse 1. Grades genannt

Diese Risse betreffen entweder die Kommissur oder den mediolateralen Bulbocavernosus und den vorderen Teil des Perineus profundus. Im letzteren Fall bleiben die transversalen Fasern des mediolateralen Transversus perinei intakt, so daß der Damm weiterhin durch diesen transversalen Strang unterstützt wird. Dieser Art des Risses entspricht der sogenannte ,,kleine Dammschnitt".

Weitere Möglichkeiten solcher Oberflächenrisse sind die **labialen Risse,** zu denen die Paraclitorialverletzungen sowie die lateralen Risse der kleinen Schamlippen gehören. Dabei handelt es sich um kleine Verletzungen der Vulva oder der kleinen oder großen Schamlippen. Bei den großen Schamlippen treten vorwiegend oberflächliche Risse an der Innenseite auf.

b. Tiefere Risse oder Risse 2. Grades

Davon betroffen sind alle Muskeln des Perineus profundus; jedoch bleibt der anale Sphincter intakt. Diesem Riß entspricht der übliche mediane Dammschnitt.

c. Vollständige bzw. komplizierte Dammrisse, auch Risse 3. und 4. Grades genannt

Bei dieser Art von Riß ist auch der Anus betroffen. Beim Riß 3. Grades zerreißt der Schließmuskel, aber die Analschleimhaut bleibt intakt. Bei einem komplizierten Riß (4. Grades) ist nicht nur der Sphincter, sondern auch ein mehr oder weniger großer Teil der Analschleimhaut betroffen.

1.4. Geschichtliche Entwicklung

Um den Dammschnitt in einen zeitlichen Rahmen zu setzen und seine Anfänge sowie seine Entwicklung zu verstehen, ist ein geschichtlicher Überblick notwendig. Dazu gibt es eine sehr interessante Arbeit aus den USA, die von *Thacker* und *Banta* verfaßt wurde: „Vorteile und Gefahren der Episiotomie: eine interpretierende Untersuchung der englischsprachigen Literatur von 1860 bis 1980." Diese Arbeit wurde unterstützt vom Amt für Epidemiologie und vom Center for Disease & Control in Atlanta. In dieser Studie haben *Thacker* und *Banta* 350 Artikel, Berichte und Auszüge aus Büchern aus der Zeit seit 1860 untersucht. Die Autoren stellen fest, daß die Anwendung des Dammschnitts erst Anfang dieses Jahrhunderts üblich wurde, der Eingriff aber schon im 18. und 19. Jahrhundert erwähnt wurde. Bereits im Jahr 1742 wurde zum ersten Mal über die potentiellen Vorteile eines Dammschnitts diskutiert, der jedoch lange Zeit nur bei extrem schwierigen Entbindungen durchgeführt wurde.

Einer der wichtigsten Berichte, in dem dieser Eingriff befürwortet wurde, wurde 1884 von Crede und Colpe in Deutschland veröffentlicht (vgl. *R.W. Wilcox*, 1985). Nach 1900 argumentierten auch bedeutende amerikanische Ärzte für die Anwendung des Dammschnitts. Es waren jedoch die Veröffentlichungen von *R.H. Pomeroy* im Jahr 1918 und von *J.B. Delee* im Jahr 1920, die wesentlich zu einer Änderung der herrschenden Meinung beitrugen, und zwar nicht nur im Hinblick auf den Dammschnitt, sondern auch auf den gesamten Vorgang der Geburt. An einem Zitat von *Delee* zeigt sich besonders deutlich, wie für die herrschende Meinung aus dem physiologischen Vorgang der Geburt ein pathologischer Vorgang wurde (vgl. Delee, 1920):

,,Es wurde behauptet, daß die Wehen eine normale Körperfunktion darstellen, und viele sind noch immer dieser Meinung. Es ist auch heute noch sowohl für Ärzte als auch für Laien schwierig, die Wehen als anormal, als Krankheit zu bezeichnen, und doch handelt es sich unbestreitbar um einen pathologischen Vorgang. Alles hängt natürlich davon ab, was wir als normal definieren. Wenn eine Frau auf eine Heugabel stürzt und dabei der Stiel in den Damm gerammt wird, so betrachten wir das als pathologisch und anormal, aber wenn ein großes Kind stark gegen den Beckenboden drückt, sagen wir, das ist natürlich und daher normal. Wenn der Kopf eines Babys in einer Tür eingeklemmt wird, zwar nur leicht, aber doch stark genug um eine Hirnblutung hervorzurufen, so würden wir das zweifellos als pathologisch betrachten. Wird jedoch der Kopf eines Babys gegen einen angespannten, engen Beckenboden gepreßt und es stirbt an einer Hirnblutung, so nennen wir das normal oder zumindest behaupten wir, es handele sich um einen natürlichen, nicht pathologischen Vorgang. In beiden Fällen ist die Ursache des Schadens pathogen. In dem Beispiel der Heugabel und in dem des Kindes, das in der Tür eingeklemmt ist, gibt es eine Krankheitsursache, und alles, was pathogen ist, hat auch pathologische Konsequenzen bzw. ist anormal."

Diese Überlegung kennzeichnet den Beginn einer neuen Epoche, in der man die Geburt nicht mehr als physiologischen, sondern als pathologischen Vorgang betrachtet; damit wird dem Interventionismus Tür und Tor geöffnet.

Allerdings wurden die Ärzte in ihren Bestrebungen, sich zu den Herren des Geburtsvorgangs zu machen, durch die Tatsache behindert, daß ihr wesentlicher Wirkungsbereich das Krankenhaus war und dieses in dem Ruf stand, ein Ort für die Armen zu sein, ein Ort, an den man zum Sterben kam. Das Kindbettfieber war häufig und verursachte viele Todesfälle. Die Frauen entbanden noch zu Hause. Gegen Ende des 19. Jahrhunderts wurde es möglich, das Kindbettfieber zu vermeiden. Ab diesem Zeitpunkt stieg die Zahl der Krankenhausentbindungen.

In den USA entbanden im Jahr 1900 weniger als 5 % aller Frauen im Krankenhaus. Um 1920 stieg die Zahl der Krankenhausgeburten massiv an. 1930 fanden etwa 25 % der Entbindungen im Krankenhaus statt. Diese Zahl stieg bis 1940 auf 50 %, betrug 1945 mehr als 70 % und 1950 über 80 %. Diese Verschiebung zugunsten des Krankenhauses begünstigte die Praxis des Dammschnitts. Mit der Beherrschung des Infektionsrisikos im Krankenhaus und der Einführung der Anästhesie zu Beginn des 20. Jahrhunderts begann die rasche Entwicklung der modernen Chirurgie einschließlich des Kaiserschnitts, der Zangengeburt und des Dammschnitts, worin der allgemein herrschende Interventionismus zum Ausdruck kam. Die sich entwickelnde Geburtshilfe profitierte von dieser Strömung, und im Jahr 1930 wurde sie als Spezialgebiet anerkannt.

Nach der Literatur zu urteilen, wurde der routinemäßige Dammschnitt von ihren Befürwortern bis 1915 anscheinend sehr wenig praktiziert. Mit der Verlagerung der Wehen- und Geburtsarbeit ins Krankenhaus wurde schließlich der Dammschnitt gebräuchlicher. 1938 schrieb Diethehn: „Da die Indikationen für die Episiotomie definitiv feststehen, erübrigt sich jede Rechtfertigung dieses Eingriffs." Damit gab er die herrschende Meinung in der Geburtshilfe wieder.

Die heute übliche Praxis des Dammschnitts stammt also aus den 30er Jahren. Sie hat sich aufgrund willkürlicher Behauptungen entwickelt. Keine Studie aus dieser Zeit ist heute noch akzeptabel. Die epidemiologischen und statistischen Methoden, mit denen die Kriterien für eine aussagekräftige Untersuchung festgelegt werden können, waren damals noch nicht sehr weit entwickelt. Erst nach und nach wurden in der Medizin wissenschaftliche

Methoden eingeführt; so ist die Anwendung der Verfahren zur Kontrolle der Wirksamkeit und Sicherheit erst seit 30 bis 40 Jahren üblich. Man muß also feststellen, daß die Praxis des Dammschnitts sich ausgebreitet hat, ohne daß seine Berechtigung bewiesen worden wäre.

So steht es also um die Anfänge des Dammschnitts. Und wie sieht es heute aus? Was sagen die neuesten Untersuchungen, die auf den geltenden Regeln der modernen Epidemiologie und Statistik beruhen? Die vier folgenden Kapitel entsprechen den vier klassischen Argumenten, auf die sich die praktizierenden Ärzte stützen, um die häufige Anwendung des Dammschnitts zu rechtfertigen. Sie enthalten eine Zusammenfassung der in den letzten zehn Jahren veröffentlichten Untersuchungen.

2.

2.1. Dammschnitt und Risse

Argument (Hypothese):
Der Dammschnitt verhindert Risse 3. und 4. Grades

Bereits in älteren Arbeiten wurde nachgewiesen, daß der Dammschnitt die Zahl der Risse 3. Grades nicht verringert, sondern sie im Gegenteil erhöht. In ihrem 1980 veröffentlichten Bericht haben Thacker und Banta die in der Literatur verfügbaren Studien zusammengefaßt, in denen die Rate der Risse bei Patientinnen nach erfolgtem Dammschnitt mit der bei Patientinnen ohne Dammschnitt verglichen wird. Nach den überprüften Unterlagen schwankt der Prozentsatz der Risse nach erfolgtem Dammschnitt zwischen 0 % und 23,9 %, während der Anteil der Risse 3. Grades bei Entbindungen ohne Dammschnitt zwischen 0 % und 6,4 % liegt. In Kliniken, in denen der Dammschnitt nicht routinemäßig durchgeführt wird, lauten die jeweiligen Zahlen für Risse 3. Grades:

– 3,6 % in einem Zeitraum von fünf Jahren, von 1975 bis 1980, im Matercity Center Association Facility in New York City, wobei die Rate allein im Jahr 1980 nur 2 % betrug
– 1 % im Providence Hospital Family Birthing Center in Southfield, Michigan seit der Eröffnung der Klinik bis 1980 bei einer Gesamtzahl von 279 Entbindungen
– kein Riß 3. Grades laut Jahresbericht 1980 des Stanford University Hospital.

Die Literatur enthält nicht viele Informationen über den Prozentsatz von Rissen mit oder ohne Dammschnitt, und nicht alle verfügbaren Daten stützen sich auf die Regeln der modernen Statistik. Nach den von Thacker und Banta veröffentlichten Daten über Risse 3. Grades mit oder ohne Dammschnitt läßt sich jedoch feststellen, daß der Anteil solcher Risse bei Patientinnen ohne Dammschnitt deutlich geringer ist. Bis 1940 galten restriktive Indikationen für den Dammschnitt, und es ist anzunehmen, daß der Eingriff im wesentlichen auf schwierige Entbindungen beschränkt blieb. Dies würde eine höhere Rate von Rissen nach erfolgtem Dammschnitt erklären, ohne daß man dabei von Ursache und Wirkung sprechen kann. In einigen Arbeiten wurde der Anteil von Rissen 3. Grades mit bzw. ohne Dammschnitt verglichen:

– Im Jahr 1919 berichtet *C.G. Child* über eine Rate von 54 Dammschnitten bei insgesamt 169 Entbindungen, wobei es sich in 112 Fällen um Erstgebärende handelte. Bei den Patientinnen mit Dammschnitt gab es keinen Fall eines Risses bis zum Rektum, während es bei den 58 Erstgebärenden, bei denen kein Dammschnitt durchgeführt wurde, drei Fälle von Rissen 3. Grades gab.
– 1935 veröffentlichte *F.B. Nugent* eine Untersuchung, die 130 Entbindungen mit und 72 ohne Dammschnitt umfaßte. In allen Fällen handelte es sich um Zangengeburten! Dabei traten bei den 130 Entbindungen mit Dammschnitt drei Fälle von Rissen 3. Grades auf. In der Gruppe der Frauen, bei denen kein Dammschnitt durchgeführt wurde, betrug der Prozentsatz von Rissen 3. Grades 6,4 (das entspricht 4,6 Fällen).

Diese beiden Untersuchungen sind die einzigen mir bekannten Arbeiten, die als Rechtfertigung eines routinemäßigen Dammschnitts interpretiert werden können. Zu beiden Untersuchungen bemerken Thacker und Banta, daß die Auswahl der Fälle nicht sorgfältig genug getroffen wurde und die Kontrollgruppen nicht entsprechend der möglichen Risikofaktoren zusammengesetzt waren.

Zwei neuere Untersuchungen kommen zu anderen Ergebnissen:

– *I.M. Gaskin*, 1980, berichtet über die Daten einer Ärztegemeinschaft in einem ländlichen Gebiet. Unter 1.000 Entbindungen gab es 199 Dammschnitte. Bei den Frauen ohne Dammschnitt betrug der Anteil der Risse 3. Grades 0,5 %, während er bei den Frauen mit Dammschnitt bei 4,5 % lag.
– *Brendsel*, 1979, untersuchte 58 Fälle von Frühgeburten, bei denen der Anteil der Dammschnitte 50 % betrug. Die Zahl der Risse 3. Grades lag bei den Frauen mit Dammschnitt höher.

Eine weitere retrospektive Studie über die Auswirkungen des medianen Dammschnitts auf die Häufigkeit von Rissen im Scheideneingang wurde von M.S. Gass in den USA durchgeführt. Die Untersuchung umfaßte 757 Frauen, die 1980 in einer Universitätsklinik entbunden hatten, davon 448 mit und 309 ohne Dammschnitt. Das Ergebnis sah folgendermaßen aus:

Diejenigen Frauen (8), bei denen Risse 3. und 4. Grades auftraten, waren in der Gruppe der Frauen mit Dammschnitt zu finden. Dabei ist anzumerken, daß in diesen acht Fällen die Kinder kein besonders hohes Gewicht hatten: vier wogen weniger als 2.900 und die anderen vier zwischen 3.100 und 3.360.

Eine weitere, neuere Untersuchung der verfügbaren Literatur wurde 1986 von *M. H. Bromberg* durchgeführt. Die meisten der Studien, auf die sich die Autorin bezieht, habe ich selbst gelesen. Interessant erscheint mir, daß es sich bei zwei dieser Studien nicht nur um retrospektive, sondern um prospektive, also im voraus vorbereitete Untersuchungen handelt. Für die meisten retrospektiven Studien gilt folgende Kritik: bei den Entbindungen ohne Dammschnitt handelt es sich um ausgewählte Fälle, die auf besonders leichte Geburten beschränkt sind. Dies folgt aus der Tatsache, daß kein Dammschnitt durchgeführt wurde, obwohl dieser in den Kliniken, in denen die Untersuchungen stattfanden, recht extensiv angewandt wird. Die aus den Untersuchungen gezogenen Schlußfolgerungen sind daher verfälscht. Im Vergleich dazu haben prospektive Studien, die anonym und gemäß den strengen statistischen Regeln durchgeführt werden, einen ganz anderen Wert.

Eine dieser Untersuchungen wurde 1984 von *J. Sleep* in der Maternity Unit des Royal Berkshire Hospital in Reading durchgeführt. 1.000 Frauen wurden nach dem Zufallsprinzip in zwei Gruppen eingeteilt, in denen jeweils eine unterschiedliche Strategie des Dammschnittes verfolgt wurde. Beide Strategien hatten zum Ziel, die bei der vaginalen Entbindung auftretenden Verletzungen zu minimieren. In der einen Gruppe sollte der Dammschnitt auf die fetalen Indikationen beschränkt werden; in der anderen Gruppe sollte der Dammschnitt zur Vermeidung von Dammrissen extensiv angewandt werden. Alle Frauen, die sich im letzten Drittel ihrer Schwangerschaft befanden und sich zur Entbindung im Krankenhaus angemeldet hatten, erhielten einen Brief, in dem sie um ihre Mitwirkung an einer Untersuchung der Entbindungstechniken gebeten wurden. Als Ziel dieser Untersuchung wurde die Verminderung von Schmerzen und Beschwerden nach der Entbindung angegeben. Für die Teilnahme an der Untersuchung galten folgende Kriterien:

a. Vollendung der 37. Schwangerschaftswoche
b. Einzelkind in Schädellage
c. Voraussichtliche spontane Entbindung.

Zu welcher der beiden Gruppen die betreffende Frau gehörte, blieb unbekannt bis zu dem Zeitpunkt, zu dem sich die diensthabende Hebamme entschloß, die Vorbereitungen für die unmittelbar bevorstehende Entbindung zu treffen. Dann öffnete sie einen undurchsichtigen, versiegelten Umschlag. Darin befand sich für die eine Gruppe (498 Frauen) die Anweisung, einen Dammschnitt soweit möglich zu vermeiden und ihn auf folgende fetale Indikationen zu beschränken: Bradykardie, Tachykardie und grünes Fruchtwasser. Für die andere Gruppe (502 Frauen) erhielt die Hebamme die Anweisung, zu versuchen, einen Riß zu vermeiden und zu diesem Zweck den Dammschnitt großzügig zu praktizieren. Es wurde sichergestellt, daß die beiden Gruppen in folgenden Punkten identisch waren: durchschnittliches Alter, Zahl der vorausgegangenen Geburten, Familienstand, Schwangerschaftsdauer, Geburtsgewicht der Kinder sowie das für die Entbindung verantwortliche Personal. Die 1.000 an der Studie teilnehmenden Frauen entbanden spontan und auf vaginalem Weg. Alle durchgeführten Dammschnitte waren mediolateral. Der Anteil der ernsthaften Verletzungen bei den Frauen erwies sich insgesamt als sehr viel niedriger als erwartet. In der Gruppe, in der der Dammschnitt restriktiv gehandhabt wurde, traten nur in zwei Fällen Risse 3. und 4. Grades auf. Der Unterschied zwischen den beiden Gruppen, so kommentieren die Verfasser, beweist nichts und kann auf den Zufall zurückzuführen sein. Seit dieser Studie wurde der Anteil der Dammschnitte in dieser Klinik auf 20 % reduziert.

Die andere prospektive Studie wurde 1984 von *R.F. Harrison* und *Breman* durchgeführt und umfaßte 181 Erstgebärende, die in der Klinik alle in der gleichen Position entbanden, nämlich linksseitige Lage. Jede Patientin wurde nach dem Zufallsprinzip einer Gruppe zugeteilt, in der entweder routinemäßig ein mediolateraler Dammschnitt durchgeführt oder der Dammschnitt auf die medizinisch notwendigen Fälle beschränkt wurde. Bei der Gruppe mit restriktiv gehandhabtem Dammschnitt fiel die Dammschnittrate auf 8 %. In den sechs Monaten vor der Untersuchung hatte der Prozentsatz in diesem Krankenhaus bei 89 % gelegen. Keine Patientin ohne Dammschnitt erlitt einen Riß 3. Grades. Bei den Patientinnen mit Dammschnitt traten in den sechs Monaten vor der Untersuchung in 2 % aller Fälle Risse 3. Grades auf. Während des Untersuchungszeitraums lag der Anteil bei 6 %.

Für das alternative Entbindungszentrum von North Sacramento Chicago berichtet *K. Dunne* in einer Publikation von 1984 von einem Anteil der medianen Dammschnitte von 38 % bei insgesamt 162 untersuchten Gebärenden. Bei den Patientinnen mit Dammschnitt traten in zwei Fällen Risse 3. und 4. Grades auf, was einer Rate von 1,2 % entspricht. Spontane Risse dieses Grades wurden nicht festgestellt.

L.S. Formato berichtete 1985 über eine Untersuchung von 100 Hausgeburten ohne Dammschnitt. Dabei trat kein einziger Fall eines Risses 3. Grades auf.

In einer anderen, 1985 publizierten Untersuchung über den Zusammenhang zwischen Dammschnitt und Rissen 3. Grades kommt *P. Buekens* zu dem Schluß: „Nach einer Klassifikation nach Geburtsgewicht und Zahl der vorausgegangenen Geburten konnte keinerlei Zusammenhang zwischen Dammschnitt und Rissen 3. Grades festgestellt werden.".

1987 veröffentlichte der gleiche Autor eine breit angelegte Studie zu der Frage „Dammschnitt und die Vermeidung vollständiger und komplizierter Risse", die mit fünf Testgruppen in drei europäischen Ländern (Frankreich, Belgien und Niederlande) durchgeführt wurde. Die Untersuchung umfaßt 48.430 vaginale Entbindungen. Die Dammschnittrate schwankt zwischen 29,3 % und 54,2 %. Die Studie kommt zu folgenden Ergebnissen:

a. Das Risiko von Rissen 3. Grades ist bei unkomplizierten Entbindungen mit Schädellage ohne Dammschnitt sehr gering. Der Durchschnittswert beträgt insgesamt 0,58 % und liegt bei 1 %, wenn nur die Erstgebärenden berücksichtigt werden.

b. Betrachtet man die Entbindungen ohne Komplikationen bei Erstgebärenden, so zeigen die Ergebnisse von vier der fünf Testgruppen, daß Risse
3. Grades bei Entbindungen ohne Dammschnitt nicht häufiger auftreten.

c. Bei drei Testgruppen ist der Anteil der Risse 3. Grades bei den Frauen
mit Dammschnitt höher; bei einer Studie ist die Rate gleich, und nur die
in den Niederlanden durchgeführte Untersuchung ergab einen höheren
Prozentsatz von spontanen Rissen (0,6 %) im Vergleich zu den Rissen,
die nach einem Dammschnitt aufgetreten waren (0,2 %). (Wir merken
aber, wie erstaunlich niedrig dieser Prozentsatz ist.)

Die Autoren schließen daraus, daß ihre Ergebnisse in Übereinstimmung
mit der Literatur stehen, die darauf hinweist, daß die häufige oder sogar
systematische Anwendung des Dammschnitts keine Vorteile bringt.

Im Jahr 1986 untersuchte *Gass* zwei statistisch vergleichbare Gruppen
von Frauen, die 1980 in der Universitätsklinik Cincinnati entbunden hatten.
Von den 448 Frauen, die mit medianem Dammschnitt entbunden hatten, und
309 Frauen ohne Dammschnitt konnten je 205 für die Untersuchung heran-
gezogen werden. Die acht Frauen, die Risse 3. und 4. Grades erlitten hatten,
gehörten zu denen, die mit Dammschnitt entbunden hatten.

1988 stellte *L. J. Legino*, Omaha, eine starke Zunahme der Risse 3. und
4. Grades in der Universitätsklinik Nebraska von 1965 bis 1985 fest. Die
Rate medianer Dammschnitte lag 1985 bei 82 %, während der Anteil komplizierter Risse 17 % betrug. Bei einer Untersuchung des Zeitraums zwischen 1935 und 1965 stellt er fest, daß der Prozentsatz von Rissen 3. Grades
für diesen Zeitraum konstant unter 1 % liegt und kein einziger Fall eines
Risses 4. Grades aufgetreten ist. Der Verfasser erklärt diese Veränderung
dadurch, daß der mediolaterale Dammschnitt in dieser Klinik durch den
medianen ersetzt wurde. In einem Vergleich zwischen diesem Krankenhaus
und einer benachbarten Klinik, in der in dem Zeitraum von 1982 bis 1985
weniger Risse (6,9 %) auftraten, nennt er als wahrscheinliche Risikofaktoren: die gestiegene Zahl von Zangengeburten, Periduralanästhesien und die
zunehmende Anwendung von Oxytozin. Leider erwähnt er nicht, wie hoch
die Dammschnittrate vor 1965 war. Lag diese Rate schon 1935 bei 82 %?
Wenn sie niedriger war, was sehr wahrscheinlich ist (vgl. geschichtliche

Entwicklung), würde das wiederum zeigen, daß der routinemäßige Dammschnitt als Mittel zur Vermeidung komplizierter Risse unwirksam ist.

Im Jahr 1989 kommt *Wilcox* zu der gleichen Schlußfolgerung. In einer retrospektiven Untersuchung vergleicht er den Zustand des Dammes bei 1.262 Frauen, die 1977 und 1978 in zwei amerikanischen Krankenhäusern entbunden hatten. In der einen Klinik wurden die Entbindungen von Hebammen, in der anderen von Ärzten geleitet. Nach einer auf dem Zufallsprinzip beruhenden statistischen Methode wurden die Frauen nach analogen demographischen Kriterien klassifiziert. Die Ärzte führten in 86 % der Entbindungen Dammschnitte durch, die Hebammen in 63 % der Fälle. Es wurde nicht angegeben, ob die Schnitte median oder mediolateral ausgeführt wurden. Bei den von den Hebammen entbundenen Frauen traten häufiger Risse 1. Grades auf, während die Häufigkeit der Risse 2. Grades identisch war. Insgesamt führte die häufigere Anwendung des Dammschnitts zu einer Reduzierung der Risse 1. und 2. Grades, aber zu einer Vervierfachung der Risse 3. Grades.

Ebenfalls 1989 veröffentlichte *G. Roeckner* eine retrospektive Studie, die kürzlich im Karolinska Institut in Schweden durchgeführt wurde. Er kommt dabei zum gleichen Ergebnis. Die Studie umfaßt 807 Erstgebärende, die innerhalb eines bestimmten Zeitraums im gleichen Hospital entbunden haben. Die Häufigkeit der Dammschnitte lag bei 50 %. Die Rate spontaner Risse betrug 22 %, während der Damm in 28 % der Fälle intakt blieb. Bei den Frauen mit Dammschnitt wurden in 4,2 % der Fälle Risse 3. Grades festgestellt gegenüber 1,7 % der Fälle, in denen kein Dammschnitt durchgeführt wurde.

So wurde also bis heute nicht bewiesen, daß der routinemäßige Dammschnitt das Risiko komplizierter Risse vermindert. In einer nicht vernachlässigbaren Zahl der Fälle scheint der mediane Dammschnitt sogar ein Faktor zu sein, der komplizierte Risse begünstigt.

2.2. Dammschnitt und Prophylaxe von Rissen

Argument:
Der Dammschnitt verringert die Gesamtrate von Rissen

Um die Ergebnisse der Publikationen über die Gesamtrate von Rissen zu verstehen, muß man wissen, daß sich nach der klassischen Medizin der Begriff Riß im Zusammenhang mit einem Dammschnitt „ausschließlich auf spontane Erweiterungen eines Schnitts bezieht". Somit ist leicht zu erklären, daß in allen eben genannten Studien die Hypothese, der Dammschnitt verringere die Gefahr von Rissen, weitgehend verifiziert wird. Nehmen wir zum Beispiel die Untersuchung von Sleep, bei der, wie wir uns erinnern, der Dammschnitt in der Gruppe mit „extensiven" Indikationen in 51 % und in der sogenannten „restriktiven" Gruppe in 10 % der Fälle angewandt wurde. „Wie zu erwarten war", schreibt der Autor, „gab es in der restriktiven Gruppe einen höheren Anteil an Dammrissen, Rissen der Schamlippen sowie intakter Dämme." Festgestellt wurden 278 Fälle von Dammrissen bei insgesamt 498 Entbindungen, das entspricht einem Prozentsatz von 55,8 %. In der Gruppe mit großzügig gehandhabtem Dammschnitt (51 %) gab es 123 Dammrisse bei insgesamt 502 Entbindungen, also 24,5 %.

Damit kommt man zu folgendem Vergleich:
Von den 90 % nicht geschnittener Dämme in der 1. Gruppe rissen 61,7 %. In der 2. Gruppe mit 49 % nicht geschnittener Dämme riß die Hälfte. Folgt man also der Logik, mit der die häufige Durchführung des Dammschnitts begründet wird und die sich auf die obige Definition des Risses („im Zusammenhang mit einer Episiotomie bezieht sich der Begriff Riß ausschließlich auf spontane Erweiterungen eines Schnitts") stützt, so könnte man im Rahmen dieser Untersuchung feststellen, daß die „großzügige" Handhabung des Dammschnitts gut und gern einer ganzen Reihe von Frauen einen Riß erspart hat. Nach der herrschenden medizinischen Logik wäre aber die gängige Meinung, daß zur Verringerung der bei 51 % Dammschnitten immer noch zu hohen Zahl von Rissen der Prozentsatz der Dammschnitte erhöht werden müßte, so daß eine noch kleinere Rate von Rissen erreicht werden könnte. Diese Argumentation beruht auf dem Glauben, daß ein Schnitt besser zu nähen ist als ein spontaner Riß und weniger unangenehme Folgen für die Frau hat. Diese Hypothese wird im folgenden Kapitel überprüft.

Nimmt man dagegen an, daß der Dammschnitt nach der Schnitttiefe und dem Heilungsverlauf (vgl. Gass, 1986) einem Riß 2. Grades entspricht, so kann man im Rahmen dieser Untersuchung zu folgender Feststellung gelangen: Bei der restriktiven Strategie gab es 10,2 % Dammschnitte (davon in 1,2 % der Fälle Dammschnitt plus Riß) und 55,8 % spontaner Risse, insgesamt also **66 %** gerissener Dämme. Bei der liberalen Strategie gab es 51,2 % Dammschnitte (davon in 6 % der Fälle Dammschnitt plus Riß) sowie 24,5 % spontane Risse. Daraus ergibt sich eine Gesamtrate von Dammrissen in Höhe von **75,7 %**. Interessanterweise läßt sich zugunsten der restriktiven Strategie feststellen, daß etwa 10 % mehr Dämme intakt blieben als bei liberaler Anwendung der Dammschnitte.

Die Zahlen für die vorderen Risse sind in folgender Tabelle wiedergegeben:

Vordere Risse

	Restriktive Gruppe (n=498)	Liberale Gruppe (n=502)
Keine	367 (73,3 %)	415 (82,7 %)
Erstgebärende	135 (67,2 %)	170 (77,6 %)
Mehrgebärende	232 (78,1 %)	245 (86,5 %)

Risse der Schamlippen:

	Restriktive Gruppe (n=498)	Liberale Gruppe (n=502)
Alle	131 (26,3 %)	87 (17,3 %)
Erstgebärende	66 (32,8 %)	49 (22,4 %)
Mehrgebärende	65 (21,9 %)	38 (13,4 %)

Aus dieser Tabelle lassen sich mehrere Feststellungen ableiten:

a) Die Seltenheit vorderer Risse; bei 73,7 bis 82,7 % der Frauen traten keine derartigen Risse auf.

b) Geringe Unterschiede bei den beiden Gruppen; bei liberaler Anwendung des Dammschnitts gab es 9 % weniger Risse.

c) Geringe Unterschiede zwischen Erst- und Mehrgebärenden; bei Erstgebärenden ist das Risiko eines Risses um 10 % höher als bei Mehrgebärenden, und zwar unabhängig von der gewählten Strategie und der Art der Entbindung mit oder ohne Dammschnitt.

Somit kommen alle Untersuchungen zum gleichen Schluß: Der routinemäßige Dammschnitt führt zu einem verringerten Prozentsatz von Rissen 1. und 2. Grades, aber der Anteil intakter Dämme liegt ohne Dammschnitt oder bei restriktiver Anwendung des Dammschnitts viel höher. Für die retrospektiven Studien bleibt anzumerken, daß Thacker und Banta Zweifel daran äußern, daß die Zahl der Risse nach erfolgtem Dammschnitt ordnungsgemäß angegeben wird.

Für diese Arbeit ist es jedoch von größerer Bedeutung, die Folgen von Rissen mit denen des Dammschnitts zu vergleichen.

2.3. Dammschnitt und Risse 2. Grades: ein Vergleich

Argument:
Ein im richtigen Augenblick durchgeführter Dammschnitt ist rationeller, läßt sich besser versorgen und hat weniger Nachteile und unangenehme Folgen als ein Riß.

Bei dieser Behauptung werden Risse 2. Grades mit entsprechenden Schnitten verglichen. Ein derartiges Argument kann nur von den Ärzten vorgebracht werden, die dem routinemäßigen Dammschnitt bereits verhältnismäßig zurückhaltend gegenüberstehen. Bei dem „prophylaktischen" Dammschnitt handelt es sich nämlich darum, Risse zu vermeiden, die der Tiefe der Inzision entsprechen, und nicht um die Vermeidung von oberflächlicheren Rissen oder die Durchführung des Schnitts bei Dämmen, die andernfalls intakt bleiben würden.

2.3.1. Ein Dammschnitt ist leichter zu nähen als ein Riß

Zu diesem Thema gibt es sehr wenig Literatur. Es wären dabei wohl vor allem die Vorteile des Dammschnitts für den Arzt zu untersuchen. Der Bericht von Sleep geht nicht auf die Schwierigkeit des Nähens von Rissen ein. Jedoch wird detailliert die Dauer des Nähens sowie die Kosten des für die Naht notwendigen Materials für jede der Versuchsgruppen angegeben:

Bei der großzügigen Handhabung des Dammschnitts (zur Erinnerung: eine Rate von 51 % verglichen mit 10 % in der anderen Gruppe) war bei einer größeren Zahl von Frauen eine Naht erforderlich. Insgesamt wurde bei dieser Gruppe von Patientinnen sehr viel mehr Nähmaterial benötigt (100 Paket mehr, wie in der Studie angegeben wird), und es fielen dreizehn zusätzliche Arbeitsstunden an. Das läßt sich dadurch erklären, daß spontane Risse oft oberflächlicher sind als ein prophylaktischer Dammschnitt.

2.3.2. Schmerzen im Augenblick des Risses bzw. des Schnitts

Dazu läßt sich folgendes sagen:
Im Moment des Risses wird kein oder nur ein geringfügiger Schmerz empfunden. Der Prozentsatz der Frauen, die beim Dammschnitt Schmerzen empfunden haben, hängt natürlich auch davon ab, ob eine Betäubung stattfand oder nicht. Ohne Betäubung wurde beim Dammschnitt mehr über Schmerzen geklagt als bei Rissen (*Kissinger, Röckner*).

Bei einer post partum durchgeführten Umfrage unter 413 Frauen, die 1983 ohne Komplikationen in der Universitätsklinik Erlangen entbunden hatten, stellte sich heraus, daß eine von fünf Frauen den Schnitt als schmerzhaft empfunden hatte. Ferner empfand die Hälfte der Frauen das Vernähen des Schnitts als schmerzhaft, und zwar unabhängig von der Art des Dammschnitts. Leider bezieht sich dieser Fragebogen nur auf Dammschnitte und enthält keine Angaben zu den Rissen (*J.M. Wenderlein*, 1983).

2.3.3. Schmerzen während des Nähens

Bei den Klagen über den eigentlichen Schmerz im Bereich des Dammes gibt es keinen Unterschied. Jedoch ist an dieser Stelle auch die wesentlich längere

Dauer beim Nähen der Schnitte (*Röckner, Sleep*) im Vergleich zu der Versorgung der Risse sowie die damit verbundene größere Unbequemlichkeit zu erwähnen. Die Frau liegt auf einem harten Entbindungsbett auf dem Rücken, und zwar in klassischer Gebärhaltung, mit festgeschnallten Beinen in den Beinhaltern, und auf die Vulva gerichtetem Licht entsprechend der Beleuchtung in Operationssälen. Häufig treten Rückenschmerzen, Krämpfe in den Beinen und Schüttelfrost auf, ganz zu schweigen von der Irritation und der Ungeduld der Entbundenen, die meiner Ansicht nach Ausdruck der mit dieser Haltung verbundenen Unzufriedenheit und Demütigung der Frau sind.

2.3.4. Gebrauch schmerzlindernder Mittel in den Tagen nach der Entbindung

Bei Dammschnitten werden entweder häufiger schmerzlindernde Mittel genommen als bei Rissen (In der Studie von G. *Röckner* wurden solche Mittel in den ersten drei Tagen von 51 % der Frauen mit Dammschnitt gegenüber 23 % der Frauen mit Rissen verlangt.), oder zumindest im gleichen Maße.

Nach *Sleep* wurden Analgetika in den ersten zehn Tagen von 3 % der Frauen der restriktiven Gruppe (mit 10 % Dammschnitten) gegenüber 2 % bei der liberalen Gruppe (mit 51 % Dammschnitten) verlangt. Bedauerlicherweise wurde in dieser Studie nicht angegeben, wie häufig im Vergleich zur Gesamtrate von Dammschnitten bzw. Rissen über Beschwerden geklagt wurde.

2.3.5. Beschwerden und klinische Beobachtungen unmittelbar post partum
(Bericht über die ersten sechs, manchmal auch zehn Tage nach der Entbindung.)

– Vergleichbar nach *Sleep*
– Nach *Röckner* „zeigte ein vorsichtiger Vergleich der Schmerzen und anderer Symptome, daß während fünf bis sechs Tagen post partum Infektionen, Hämatome und Ödeme nach Dammschnitten in höherem Maße auftraten als nach spontanen Rissen." Ferner war festzustellen, daß „Beschwerden beim Sitzen" bei Frauen mit Dammschnitt sehr viel häufiger waren. Keine Unterschiede gab es hingegen beim Gehen, beim Stuhlgang bzw. beim Harnlassen. In beiden Gruppen erklärten 90 % der

Frauen, daß sich die Beschwerden nach dem Entfernen der Fäden (vor deren Auflösung) verbessert hatten. Bei vier Frauen (3 %) wurde innerhalb von drei bis vier Wochen eine medizinische Nachbehandlung wegen erheblicher Schmerzen und Problemen bei der Heilung des Schnitts erforderlich.

Folgende Feststellungen wurden direkt bei der Abschlußuntersuchung am 5. oder 6. Tag post partum gemacht:

	Dammschnitte (n=157)	Spontane Risse (n=48)
Wundinfektion	35 (22 %)	1 (2 %)
Hämatom	60 (38 %)	6 (13 %)
Ödem	39 (25 %)	4 (8 %)
Nicht verheilte Wunde	85 (54 %)	9 (19 %)
Beschwerden beim Sitzen	87 (54 %)	17 (35 %)

Beschwerden nach drei Wochen: Die folgende Tabelle zeigt weiterhin große Unterschiede:

	Dammschnitte (n=157)	Spontane Risse (n=48)
Wunde vollständig verheilt	98 (64 %)	40 (83 %)
Beschwerden beim Sitzen	62 (40 %)	11 (23 %)
beim Gehen	48 (31 %)	6 (13 %)
Stuhlgang	36 (23 %)	5 (10 %)
Harnlassen	29 (19 %)	4 (8 %)

Die Antworten auf einem Fragebogen, der nach drei Monaten verschickt wurde, weisen geringere Unterschiede zwischen den beiden Gruppen auf; jedoch besteht weiterhin ein beträchtlicher Unterschied, was die Schwierigkeiten beim Sitzen angeht. 37 % der Frauen mit Dammschnitt hatten in dieser Hinsicht noch Beschwerden gegenüber 17 % in der anderen Gruppe.

Im Jahr 1981 veröffentlichte *Kissinger* die Ergebnisse einer wichtigen Studie mit 1.795 Frauen, die in Großbritannien an Geburtsvorbereitungskursen teilgenommen hatten. Danach empfanden Frauen mit Dammschnitt eine Woche nach der Entbindung häufiger Schmerzen im Dammbereich als Frauen mit Rissen (37 % gegenüber 15 %).

Eine andere Untersuchung, die 1984 von *Harrison* durchgeführt wurde, lieferte interessante Ergebnisse. Ich gehe hier etwas auf die Einzelheiten ein, da es sich um eine prospektive Studie handelt. Die Untersuchung wurde im Ro-tunda-Hospital in Dublin in den Monaten Juli und August 1982 durchgeführt. Sie umfaßte 180 Erstgebärende, die willkürlich einer von zwei Gruppen zugeteilt wurden. In der einen Gruppe wurde ein mediolateraler Dammschnitt vorgesehen, während in der anderen Gruppe ein Dammschnitt nur in extremen Fällen durchgeführt werden sollte; entweder, wenn der behandelnde Arzt annahm, daß ein schwerer Riß unmittelbar bevorstünde, oder, wenn der intakte Damm den günstigen Ablauf einer normalen Entbindung bzw. einer Entbindung mit ärztlichem Eingriff verhindern würde.

Ergebnisse und Interpretation dieser Studie:

- Von den 89 Patientinnen der Gruppe mit systematischem Dammschnitt hatten zwei (2 %) zusätzliche Risse, während bei fünf (6 %) Risse 3. Grades auftraten.
- Unter den 92 Patientinnen der Gruppe mit restriktiver Handhabung des Dammschnitts wurde bei sieben (8 %) ein Dammschnitt durchgeführt (darunter drei Zangengeburten und zwei Saugglockenentbindungen. In den sechs Monaten vor der Studie wurde bei 89 % aller Erstgebärenden ein Dammschnitt durchgeführt.).
  tientinnen (25 %) hatten einen Riß 1. Grades; 43 (47 %) hatten einen Riß 2. Grades und bei 19 (21 %) blieb der Damm intakt.

- In den sechs Monaten vor Beginn der Untersuchung hatte es nur 35 Frauen (6 %) gegeben, bei denen der Damm intakt geblieben war; 15 (3 %) erlitten einen Riß 1. Grades und 12 (2 %) einen Riß 2. Grades. Da die Untersuchung darauf abzielte, die Folgen eines Dammschnitts mit denen eines Risses zu vergleichen, wurden nur die Risse 2. Grades berücksichtigt. In beiden Gruppen blieben sowohl Zangen- und Saugglockengeburten als auch Entbindungen mit Periduralansthesie unberücksichtigt.

- Insgesamt bezog man sich nur auf eine reduzierte Zahl von Patientinnen, die im Hinblick auf die Schmerzen post partum tatsächlich miteinander vergleichbar waren. Somit wurden 40 Patientinnen aus der ,,Dammschnitt-Gruppe" mit 37 Patientinnen der anderen Gruppe, die einen spontanen Riß 2. Grades erlitten hatten, verglichen.

- Die Pflegekräfte befolgten die Anweisung, schmerzlindernde Mittel nur auf Verlangen zu geben und nicht von sich aus anzubieten. Im Hinblick auf die Faktoren Beschwerden, Medikamenteneinnahme, Infektionen des Dammes, Wundheilung, Ödeme, Hämatomie und Häufigkeit von Sitzbädern ähnelten sich die Antworten während der ersten vier Tage post partum deutlich. Der einzige Unterschied ergab sich bei der Antwort auf die Frage nach der Intensität der Schmerzen am ersten Tag nach der Entbindung. Von 40 Patientinnen mit Dammschnitt gaben nur drei (8 %) am Morgen und zwei (5 %) am Abend an, überhaupt keine Schmerzen zu empfinden; hingegen erklärten von den Patientinnen mit Riß, sieben (19 %) am Morgen und fünf (14 %) am Abend, keinerlei Beschwerden zu haben.

Zusätzlich zur klinischen Beobachtung wurde nach sechs Wochen von dem behandelnden Arzt ein Fragebogen ausgefüllt, in dem die Angaben der Frauen zur Stärke der Schmerzen beim Harnlassen, beim Stuhlgang, im Sitzen, im Gehen, beim Geschlechtsverkehr sowie sonstige Symptome festgehalten wurden. Zwischen den beiden Gruppen ergaben sich keinerlei Unterschiede.

Im Hinblick auf die Schmerzen sagt ,,Le Merger" (französisches Lehrbuch zur Geburtshilfe, Ausgabe 1974) auch: ,,Bei Dammrissen gibt es kaum funktionelle Anzeichen, …, keine Schmerzen. Nur durch eine Untersuchung läßt sich der Grad der Verletzung feststellen … Bei unvollständigen Rissen kann eine spontane Wundheilung eintreten, wobei jedoch unregelmäßige oder schmerzhafte Narben zurückbleiben können."

In der 1988 von *Hirsch* in Tübingen durchgeführten Studie führte die Beobachtung der Folgen von spontanen Rissen post partum zu folgenden Ergebnissen: „Überraschenderweise," so berichtet der Autor, „heilte der Damm in 98 % aller Fälle ohne jede Komplikation". Daß die Ergebnisse nach einem Dammschnitt deutlich schlechter waren, erstaunte den Autor selbst: „Nach einer mediolateralen Episiotomie traten in 20 %, nach einer medianen Episiotomie in 6 % der Fälle Komplikationen auf."

2.3.6. Dysparennie
(Schmerzen beim Geschlechtsverkehr)

Dysparennie bis zum 3. Monat:

Nach *Sleep* vergleichbar (51 % für die eine, 52 % für die andere Versuchsgruppe).
    Nach *Röckner* ebenfalls vergleichbar (44 % in der einen und 43 % in der anderen Gruppe).

Dysparennie nach drei Monaten:

Nach *Röckner* vergleichbare Rate (20 % für beide Gruppen).
    Nach *Sleep* ist der Unterschied gering. Bei der Gruppe mit großzügiger Anwendung des Dammschnitts trat nach drei Monaten bei 22 % der Frauen eine Dysparennie auf, während der Anteil in der restriktiven Gruppe (10 % Dammschnitte) zum gleichen Zeitpunkt 18 % betrug.
    Laut *P.J.M. Bex* ergaben die 62 Antworten auf einen nach der Entbindung verteilten Fragebogen ebenfalls ähnliche Resultate.
    Nach *Kissinger* litten 19 % der Frauen, bei denen ein Dammschnitt durchgeführt wurde, mehr als drei Monate lang an Dysparennie im Vergleich zu 11 % der Frauen, bei denen Risse aufgetreten waren. 40 % der Frauen dieser letzteren Gruppe erklärten, nie Schmerzen beim Geschlechts-

verkehr empfunden zu haben, während nur 21 % der Frauen mit Dammschnitt dies angaben. Dabei ist zu bedenken, daß in Grobritannien im allgemeinen der mediolaterale Dammschnitt praktiziert wird.

Dysparennie nach einem Jahr und länger:

Nach *Sleep*, 1987, hatte ein drei Jahre nach der Untersuchung verschickter
Fragebogen (Einzelheiten der Veröffentlichung siehe Kapitel „Dammschnitt
und komplizierte Risse") folgendes Ergebnis: Der Anteil der Frauen, die über
Schmerzen beim Geschlechtsverkehr berichteten, war in beiden Gruppen
gleich hoch.

Bex dagegen stellt bei einem Vergleich mit der Zeit vor der Entbindung
und Schwangerschaft fest, daß eine Dysparennie bei Frauen mit Dammschnitt wesentlich häufiger auftrat. In dieser Gruppe war auch eine geringere
Häufigkeit des Geschlechtsverkehrs (65 %) im Vergleich zu den Frauen, die
einen Riß erlitten hatten (89 %), zu verzeichnen.

In diesem Zusammenhang ist die Feststellung interessant, daß einige
Autoren die Meinung vertraten, der Dammschnitt bewahre das sexuelle
Lustempfinden, indem sie eine Überdehnung des Dammgewebes verhindere (*Schute*, 1959; *Vine*, 1958). In einem Fragebogen, der an 413 Frauen
geschickt wurde, die mit Dammschnitt in Erlangen entbunden hatten, gaben
18 % an, daß sie ihren Scheideneingang nach der Naht als enger empfanden,
und die Hälfte dieser 18 % empfand das als unangenehm (*Wenderlein*,
1983).

2.3.7. Stillen

Stillen nach zehn Tagen bzw. drei Monaten

Kein Unterschied laut *Sleep*.

Nach *Röckner* ist folgender Unterschied festzustellen: Nach drei Monaten stillten 51 % der Frauen mit Dammschnitt voll gegenüber 67 % der Frauen mit spontanem Riß.

2.3.8. Schwierigkeiten bei der Wundheilung

Röckner stellt acht Fälle (5 %) von Problemen mit der Wundheilung bei Dammschnitt gegenüber einem Fall (2 %) bei den spontanen Rissen fest.

Laut Harrison gab es innerhalb von sechs Wochen keinen Unterschied in den beiden Gruppen.

2.3.9. Teilnahme an der Wochenbettgymnastik

Diese war bei der Gruppe der Frauen mit Dammschnitt wesentlich geringer, wie in den verschiedenen Berichten festgestellt wurde. Die Teilnahme war proportional zur Zahl der intakt gebliebenen Dämme.

2.3.10. Blutung

Sofern dieser Aspekt überhaupt erwähnt wird, stellen die Verfasser einstimmig fest, daß die Gefahr einer Blutung bei Frauen mit Dammschnitt höher ist.

Röckner stellte 1989 fest: ,,Blutungen (Blutverlust von mehr als 600 ml.) traten in der Gruppe der Frauen mit Dammschnitt häufiger auf."

Thacker und *Banta* schätzen, daß 10 % der Frauen mit Dammschnitt mindestens 300 ml mehr Blut verlieren als ohne.

Im Zusammenhang mit Rissen werden Blutungen nie erwähnt. Nur ,,Le Merger" gibt in diesem Kontext an: ,,Kaum bzw. keine Blutung".

Zusammenfassend läßt sich feststellen, daß die negativen Folgen von Rissen 2. Grades zwar manchmal mit denen des Dammschnitts vergleichbar, aber im allgemeinen geringfügiger sind. In keinem Fall fällt der Vergleich zugunsten des Dammschnitts aus.

2.4. Dammschnitt, Senkungszustände und Harninkontinenz

Argument:
Der Dammschnitt vermindert post partum und langfristig das Risiko von Senkungszuständen und Harninkontinenz bei der Frau.

Die Befürworter des Dammschnitts glauben, daß ein im richtigen Moment durchgeführter Dammschnitt eine extreme Dehnung des Vaginal- und Dammgewebes verhindert, nach der dieses nie wieder seinen ursprünglichen Zustand und Tonus erreicht. Sie behaupten, ein schwacher Dammtonus erhöhe das Risiko von Zystozelen (Blasenvorfall), Rektozelen (Anusvorfall), Gebärmuttersenkungen und Harninkontinenz.

Thacker stellt fest, daß die zu dieser Frage vorliegenden Daten bis in die 80er Jahre absolut unzureichend sind, um daraus irgendeine Schlufolgerung zu ziehen. Er erwähnt eine interessante Stellungnahme von *R. Caldeyro-Barcia* (persönliche Mitteilung, 1980). Dieser befaßte sich mit einer langfristigen Untersuchung von 800 Frauen in Uruguay, die zwischen 1945 und 1955 ohne Dammschnitt entbunden hatten, und berichtet, daß nur in sehr wenigen Fällen eine Erschlaffung des Beckenbodens eintrat.

Im Jahr 1979 verglich *Brendsel* 50 Frauen, bei denen, ein bis dreizehn Jahre vorher, ein Dammschnitt durchgeführt worden war, mit 50 Frauen ohne Dammschnitt, wobei folgende Parameter berücksichtigt wurden: Alter, Zahl der Geburten, Rasse, Zeit seit der Entbindung, vorhergehender Dammschnitt und sozioökonomischer Status. Alle wurden zu Hause von einer Krankenschwester (nurse practitioner) untersucht. Das Becken wurden untersucht, um einen Eindruck vom Tonus des Dammmuskels zu bekommen. Darauf folgten drei Messungen mit dem Perineometer, einem Gerät, das Stärke und Widerstand von Kontraktionen des Dammmuskels mißt. Diese Messungen ergaben keine wesentlichen Unterschiede. Es ließ sich kein Unterschied zwischen den Gruppen feststellen, mit dem eine größere Häufigkeit von Rektozelen oder schwächerem Tonus nachgewiesen werden könnte. Die retrospektive Analyse zeigte, daß das Auftreten von Zystozelen durch eine Entbindung ohne Dammschnitt nicht begünstigt wurde.

Im Jahr 1983 wurde von *R. Spernol* eine Untersuchung in Wien durchgeführt. Sie umfaßte 200 nicht schwangere Frauen, von denen 100 einen klinisch festgestellten Senkungszustand aufwiesen. Dabei wurden folgende Parameter berücksichtigt: subjektive Inkontinenz bei körperlicher Anstrengung, Zahl der Geburten, schwere körperliche Arbeit, Vaginal- und Gebärmuttervorfall, Fettleibigkeit, Größe und konstitutionelle Gewebeschwäche. Von den 200 Fällen wurden 66 ausgesondert, weil sie entweder nie oder nicht immer mit Dammschnitt entbunden hatten. Von den zurückbehaltenen 134 Frauen hatten 70 eine Entbindung ohne Dammschnitt und 64 eine Entbindung mit Dammschnitt. Nach den Gesetzen der modernen Statistik wurden folgende Ergebnisse erzielt:

– Der Dammschnitt hat keinen Einfluß auf das Auftreten eines Senkungszustands.
– Die Faktoren, die einen Senkungszustand begünstigen, sind in der Reihenfolge ihrer Bedeutung:
– regelmäßige, schwere körperliche Arbeit
– zahlreiche Geburten
– Fettleibigkeit.

In einer Veröffentlichung von 1985 wies *H. Gordon* auch nach, daß der mit einem Perineometer gemessene Tonus der Dammmuskulatur nach einer Entbindung mit Dammschnitt nicht höher liegt als der Tonus nach einer Entbindung mit intakt gebliebenem Damm oder mit einem einfachen Riß.

Sleep kam in ihrer Untersuchung (vgl. nähere Angaben im Abschnitt über Risse) zu folgenden Ergebnissen: Bei 19 % der Frauen aus beiden Gruppen kam es drei Monate nach der Entbindung zu unfreiwilligem Harnabgang, und 6 % benutzten gelegentlich Vorlagen. Dieses Problem trat bei Mehrgebärenden (22 %) häufiger auf als bei Erstgebärenden (15 %), jedoch konnte kein Unterschied zwischen den beiden Versuchsgruppen festgestellt werden. Es sei daran erinnert, daß der Prozentsatz von Dammschnitten in der ersten Gruppe bei 10 % und in der zweiten Gruppe bei 51 % lag. Drei Jahre später wurde mit den 1.000 an der Untersuchung beteiligten Frauen wieder Kontakt aufgenommen. 674 von ihnen antworteten auf den per Post geschickten Fragebogen. Die Antworten verteilten sich gleichmäßig auf die beiden Versuchsgruppen. Eine ähnliche Zahl von Frauen berichtete über spätere Entbindungen, wobei es sich in den meisten Fällen um spontane, vaginale Geburten handelte. Harninkontinenz trat in beiden Gruppen etwa gleich häufig auf. Auch wenn man die Schwere und die Art der Inkontinenz, sowie spätere Entbindungen berücksichtigt, bleibt der Prozentsatz der Inkontinenz vergleichbar. In ihrem Artikel von 1987 ziehen *Sleep* und *A. Grant* den Schluß, daß „eine extensive Anwendung der Episiotomie die Harninkontinenz nicht zu verhindern scheint.".

In einer in den Niederlanden durchgeführten Studie (*D. Hoogendoorn,* 1982) findet sich die interessante Feststellung, daß die in den letzten Jahren beobachtete verringerte Häufigkeit von Senkungszuständen wahrscheinlich nicht mit der allgemeinen Zunahme von Dammschnitten in den medizinisch hochentwickelten Ländern in den vergangenen Jahrzehnten zusammenhängt. In den Niederlanden, zum Beispiel, ist die Häufigkeit von Senkungszuständen von 155 pro 100.000 Frauen im Jahr 1967 auf 117 pro 100.000 Frauen im Jahr 1980 gefallen. Die Dammschnittrate betrug jedoch 1975 in diesem Land nur 8 % (*Thacker* und *Banta*).

In diesem Zusammenhang bemerkt *M.W. Varner* 1986: „Zwar ist allgemein anerkannt, daß die Zahl der Fälle von Beckenbodenerschlaffung die chirurgische Maßnahmen erfordern abnimmt, während die Zahl der Episiotomien steigt, aber es konnte keine Kausalbeziehung nachgewiesen werden.".

Auf der Suche nach einer Erklärung für die Abnahme von Senkungszuständen sollte auf einen anderen niederländischen Autor hingewiesen werden: *G.J. Klostermann* (1982). Dieser verweist auf die Tatsache, daß heute bei vielen schwierigen Entbindungen ein Kaiserschnitt durchgeführt wird.

Die in der Überschrift erwähnte Stuhlinkontinenz und Rektozelen werden hier nicht behandelt. Sie stehen nicht in direktem Zusammenhang mit dem Dammschnitt, sondern mit Verletzungen des Rektums (vgl. *Hirsch, S.* 22), die im Rahmen dieser Studie in dem Kapitel über komplizierte Risse behandelt werden.

So ist es zwar offensichtlich, daß Schwangerschaft (vgl. *J. Heap*, 1987) und Entbindung Faktoren sind, die Senkungszustände und Harninkontinenz begünstigen, aber es wurde bis heute nicht nachgewiesen, daß der Dammschnitt das Risiko von Senkungszuständen reduziert. Der Prozentsatz scheint von der Durchführung dieses Eingriffs unabhängig zu sein.

2.5. Dammschnitt und fetale Gesundheit

Argument:
Der Dammschnitt verhindert eine Kompression des kindlichen Kopfes durch den Beckenboden und verkürzt die zweite Phase der Entbindung, wodurch eine kindliche Schädigung in Form einer Asphyxie vermieden wird.

Es wurde in der Tat nachgewiesen, daß der fetale pH-Wert bei jeder Preßwehe sinkt. Daher wurde folgende Hypothese aufgestellt: Ein Kind, das mit Hilfe einer prophylaktischen Erweiterung des Geburtskanals geboren wird, ist weniger der Gefahr von Hirnschäden durch Hämatome, Blutungen oder einer Asphyxie ausgesetzt, die zu einer Gehirnlähmung und geistiger Minderentwicklung führen können.

Was findet man in der Literatur zu diesem Thema?
Thacker stellt fest, daß die Studien über Gehirnlähmung und geistige Minderentwicklung darauf hinweisen, daß die meisten Faktoren, die solche Schäden verursachen, vor dem Einsetzen der Wehen und der Entbindung auftreten. Die bis 1980 veröffentlichten Untersuchungen haben keine Beziehung zwischen der Dauer der Wehen und neurologischen Anomalien gezeigt. In mehreren Studien wurde eine Gruppe von geistig zurückgebliebenen Kindern sowie Kindern mit anderen sensorischen und neurologischen

Schäden mit einer Vergleichsgruppe von gesunden Kindern verglichen. Es wurden eine Reihe von Faktoren gefunden, die mit neurologischen Schäden assoziiert werden konnten; der Faktor „Dauer der Wehen" gehörte jedoch nicht dazu.

Vier weitere Studien befassen sich mit den Preßwehen im Zusammenhang mit der Sauerstoffversorgung des Kindes. Diese Untersuchungen kommen zu dem Ergebnis, daß der pH-, pCO2- und pO2-Wert der Nabelschnurarterie besser ist, wenn die Austreibungsphase verkürzt wird, sei es durch Anleitung zum Pressen, ein Dammschnitt oder die Anwendung der Zange bei lang andauernden Wehen. Der pH-Wert im kindlichen Schädel blieb jedoch unverändert (vgl. *C. Wood*, 1973). Die Apgar-Werte nach fünf Minuten sind in beiden Fällen gleich.

a. In der Veröffentlichung von *Sleep* (vgl. nähere Angaben im Kapitel „Dammschnitt und Risse") konnten die Verfasser bei einem Vergleich der beiden Versuchsgruppen „signifikante Unterschiede weder bei den Apgar-Werten der Neugeborenen noch beim Anteil der Kinder, die innerhalb von zehn Tagen nach der Geburt auf eine Intensivstation verlegt werden mußten", feststellen.

b. Eine ebenfalls 1984 von *Röckner* durchgeführte Untersuchung kommt zu dem selben Ergebnis. Dabei wurden retrospektiv 157 Erstgebärende mit Dammschnitt mit 48 Erstgebärenden verglichen, die einen Dammriß von mindestens zwei Zentimetern erlitten hatten. In der Gruppe ohne Dammschnitt war der Apgar-Wert nach fünf Minuten genauso hoch oder sogar besser. Die Aussagekraft dieser Ergebnisse ist jedoch sehr begrenzt, da die Kinder, von denen anzunehmen ist, daß sie während der Wehen gesundheitliche Schwierigkeiten hatten, wahrscheinlich zu der Gruppe mit Dammschnitt gehörten. Allerdings ist eine andere Feststellung zu beachten: Nach Angaben der die Entbindungen leitenden Hebammen gab es folgende Indikationen für die Durchführung von Dammschnitten: zur Vermeidung eines schweren Risses in 41 % der Fälle; zur Vermeidung einer kindlichen Notlage in 49 % der Fälle (einschließlich 8 % Zangengeburten); zur Erweiterung des Scheideneingangs aus anderen Gründen (als gesundheitlichen Schwierigkeiten des Kindes) in 10 % der Fälle. Nach Angaben des diensthabenden Kinderarztes traten nur bei 11 % der Entbindungen Komplikationen durch gesundheitliche Probleme des Kindes auf, die nach der Entbindung bestätigt werden konnten. Es läßt sich also eine Diskrepanz von 38 % zwischen den Indikationen der fetalen Gesundheit für einen Dammschnitt und den tatsächlich begründeten Indikationen feststellen.

c. Die 1984 von *Harrison* durchgeführte Studie zeigte keinen Unterschied zwischen den Apgar-Werten der Neugeborenen nach einer Minute bzw. zehn Minuten, unabhängig davon, ob der Dammschnitt systematisch oder restriktiv angewandt wurde. Es sei daran erinnert, daß in der Gruppe mit der restriktiven Strategie ein Dammschnitt nur in sieben Fällen (8 %) durchgeführt wurde.

d. Bei den 100 Hausgeburten ohne Dammschnitt, über die *Formato* 1985 berichtete, hatten 95 % der Kinder nach einer Minute und nach fünf Minuten einen Apgar-Wert von neun bzw. zehn; zwei Kinder hatten sowohl nach einer Minute als auch nach zehn Minuten den Wert neun aufgrund einer Akrozyanose; zwei Kinder hatten nach einer Minute bzw. fünf Minuten retrospektiv die Werte sieben und neun wegen eines Knotens in der Nabelschnur oder einer Nabelschnurumschlingung; ein Kind mit einer straffen Nabelschnurumschlingung hatte einen Apgar-Wert von vier bzw. neun. (Die Behandlung beschränkte sich auf manuelle Stimulation und die Verabreichung von Sauerstoff.) Nur ein Kind benötigte nach zwei Tagen eine Phototherapie wegen eines erhöhten Bilirubin-Werts. (Es sprach gut auf die Behandlung an und hatte keine weiteren Probleme.)

Selbst bei Frühgeburten konnte nicht nachgewiesen werden (vgl. *R.A. Welch*, 1986; *M.O. Lobb*, 1986), daß der Dammschnitt die Gefahr von Hirnblutungen verringert.

Es scheint daher nicht gerechtfertigt, den Dammschnitt routinemäßig durchzuführen mit der Begründung, das Kind habe dann bessere Chancen, gesund geboren zu werden.

2.6. Intakter Damm ohne Dammschnitt und maximale akzeptable Dammschnittrate

2.6.1. Wie häufig bleibt der Damm intakt, wenn nicht oder nur wenig geschnitten wird?

Zahlen dazu finden sich in vier Veröffentlichungen:

a. Sleep: Bei 500 Entbindungen: 10 % Dammschnitte und 28 % intakte Dämme.
b. Formato: Bei 100 Entbindungen: 0 % Dammschnitte und 67 % intakte Dämme (64 % intakte Dämme bei den Erstgebärenden).
c. Dunne: Untersuchung mit 162 Erstgebärenden: 38 % Dammschnitte (verglichen mit 80 % in den USA im gleichen Zeitraum im Jahr 1983), 33 % intakte Dämme, 21 % Risse 1. Grades und 8 % Risse 2. Grades.
d. Harrison: Untersuchung mit 180 Erstgebärenden: 8 % Dammschnitte, 21 % intakte Dämme, 25 % Risse 1. Grades und 47 % Risse 2. Grades.

Bei einer Dammschnittrate zwischen 0 und 38 % liegt der Prozentsatz der intakten Dämme also zwischen 21 und 67 %.

Die obigen Prozentsätze variieren sehr stark und hängen sicher davon ab, wie die Entbindung geleitet wurde; möglicherweise spielt aber auch die Klassifizierung der oberflächlichen Risse eine Rolle. Formato gibt zum Beispiel keine Zahlen für die Risse 1. Grades an. Vielleicht betrachtet sie den Damm auch bei einem oberflächlichen Riß als intakt, während andere Autoren dies als Riß 1. Grades klassifizieren.

Insgesamt ist jedoch festzustellen, daß bei einer systematischen Durchführung des Dammschnitts die Hälfte der Frauen, die die Entbindung mit intaktem Damm oder einem Riß 1. Grades überstehen könnten, einen Dammschnitt bekommen.

2.6.2. Akzeptable Dammschnittrate

Als einzige Frage bleibt nun noch zu klären, wie hoch die Rate tatsächlich notwendiger Dammschnitte sein kann. Wie auch beim Kaiserschnitt wird der Prozentsatz je nach den Fähigkeiten der Geburtshelfer sowie der für die Leitung von Entbindungen geltenden Politik der jeweiligen Einrichtung unterschiedlich sein. Wie beim Kaiserschnitt erscheint jedoch nur eine von der WHO (Weltgesundheitsorganisation) gebilligte und von allen Staaten unterzeichnete internationale Übereinkunft als möglicher Schutz für die Frau.

In dieser Hinsicht ist der 1988 von der WHO veröffentlichte Bericht über „die Mutterschaft in Europa" sehr ermutigend für eine Änderung der Strukturen in unseren eigenen Ländern, die durch Änderungen an unseren direkten Arbeitsplätzen erreicht werden kann. Dieser Bericht enthält folgende Aussagen:

„Eine gründliche Auswertung der Literatur läßt den Schluß zu, daß eine Dammschnittrate von bis zu 20 % wissenschaftlich gerechtfertigt werden kann. Jedoch variiert diese Praxis innerhalb Europas beträchtlich. In einigen Regionen liegt der Anteil der Dammschnitte bei 1,5 % und der spontanen Risse bei 4,5 %, während in gewissen Kliniken 100 % erreicht werden. Diese Tatsache gibt zu denken. Derartige Unterschiede in den geburtshilflichen Praktiken sind von großer Bedeutung, da im allgemeinen eine Erweiterung der Indikationen für einen Eingriff bedeutet, die Vorteile zu reduzieren, ohne die Gefahren im gleichen Ausmaß zu vermindern. (Jedermann, der sich einem Eingriff unterzieht, unterliegt den Risiken, die dieser mit sich bringt.)"

3.

3.1. Ergebnisse

3.1.1. Dammschnitt und komplizierte Risse

Der routinemäßig durchgeführte mediane Dammschnitt erhöht das Risiko komplizierter Risse; dabei handelt es sich um Risse, die die ursprüngliche Inzision verlängern. (Thackers, 1980; Stoops Gass, 1980; Dunne, 1984, Legino, 1988; Wilcox, 1989)

Der routinemäßig mediolaterale Dammschnitt hat ebenfalls nicht den Vorteil, die Zahl der Risse 3. und 4. Grades zu verringern. (Thackers, 1980; Buekens, 1985, Harrison, 1984, Roeckner, 1989)

Die niedrigste Rate von Rissen 3. und 4. Grades findet sich unter den Gebärenden, bei denen überhaupt kein Dammschnitt durchgeführt wurde bzw. unter den Frauen, bei denen dieser Eingriff restriktiv angewandt wurde. (Thackers, 1980; Dunne, 1984; Formato, 1985; Wilcox, 1988; Roeckner, 1989)

In den beiden einzigen Fällen, in denen ein höherer Prozentsatz komplizierter Risse in der Gruppe der Frauen ohne Dammschnitt festgestellt wurde, handelt es sich um einen Prozentsatz von 0,4 bzw. 0,6 %. (vgl. Sleep, 1984; Buekens (Groningen), 1987)

Die Rate von Rissen 3. und 4. Grades ist ohne Dammschnitt entweder gleich Null oder minimal. (unter 1 %: Formato, 1985; Buekens, 1987; Gaskin, 1980; Brendsel, 1979)

Es besteht kein Zusammenhang zwischen Verletzungen des Dammes und Kindern mit hohem Geburtsgewicht. (Dunne, 1984; Stoops Gass, 1986; Legino, 1988)

3.1.2. Dammschnitt und Risse 2. Grades: Vergleich

Ganz allgemein sind spontane Risse weniger schmerzhaft, bluten weniger, heilen besser, führen seltener zu Komplikationen (Infektionen, Hämatome, Abszesse), haben weniger langfristige Nachwirkungen und verursachen seltener eine Dysparennie als Dammschnitte. (Kissinger, 1981; Röckner, 1989)

In einigen Untersuchungen, die auf Beobachtungen und Fragebögen beruhen, wurden jedoch dem Dammschnitt vergleichbare Beschwerden unmittelbar post partum und in einem Zeitraum von bis zu drei Monaten nach der Entbindung festgestellt. (Sleep, Harrison)

In keiner Untersuchung wurden Fälle angeführt, in denen Risse mehr nachteilige Folgen gehabt hätten als die Dammschnitte.

3.1.3. Dammschnitt und Senkungszustände

Schwangerschaft und Entbindung sind Risikofaktoren für Senkungszustände und Harninkontinenz, aber der Prozentsatz von Senkungszuständen bzw. Harninkontinenz wird durch routinemäßige Anwendung des Dammschnitts nicht verringert. Er ist von diesem Faktor unabhängig. Alle Studien kommen zu dem gleichen Ergebnis, unabhängig davon, ob sie von Gynäkologen bzw. Geburtshelfern oder von Urologen durchgeführt wurden. (Spernol; Sleep, 1987)

Die Perineometrie stellt eine gute Möglichkeit dar, den Dammtonus objektiver als durch einfache Beobachtung zu bewerten. Nach der Entbindung durchgeführte Messungen haben keine signifikanten Unterschiede zwischen Frauen mit und ohne Dammschnitt ergeben. (Gordon, 1985; Brendsel, 1979)

3.1.4. Dammschnitt und fetale Gesundheit

Durch einen Dammschnitt werden drei bis vier Preßwehen vermieden. Jedoch erbringt die Verkürzung der Austreibungsphase durch den Dammschnitt keinen nachgewiesenen Vorteil für das Kind. Die Verbesserung der pH- und PO2-Werte der Nabelschlagader, die auf diesen Eingriff zurückzuführen ist, ist kein Beweis für einen besseren allgemeinen Gesundheitszustand des Kindes. (Wood, 1973)

Unabhängig davon, ob die Entbindung mit oder ohne Dammschnitt erfolgt ist, gibt es keine Unterschiede bei den Apgar-Werten. (Thackers, 1980; Formato, 1985; Harrison, 1984; Sleep, 1984; Röckner, 1989)

Der Prozentsatz der Hirnblutungen bei Frühgeburten ist unabhängig vom Faktor des Dammschnitts. (Welch, 1986; Lobb, 1986)

3.1.5. Restriktive Anwendung des Dammschnitts und Rate der intakt gebliebenen Dämme

Nach der alten Definition „Im Zusammenhang mit einem Dammschnitt bezieht sich der Begriff Riß ausschließlich auf spontane Verlängerungen einer Inzision" läßt sich tatsächlich eine niedrigere Rate spontaner Risse 1. und 2. Grades bei durchgeführtem Dammschnitt feststellen. Legt man hingegen die neue Klassifizierung der Verletzungen zugrunde, bei der der Dammschnitt genauso eingestuft wird wie ein Riß 2. Grades, so kann man feststellen, daß bei restriktiver Anwendung des Dammschnitts die Rate der intakten Dämme sehr viel höher ist.

Unter Berücksichtigung der Erst- und Mehrgebärenden und bei restriktiver Anwendung des Dammschnitts, das heißt bei einer Rate unter 38 %, bleibt der Damm in mindestens 28 % aller Fälle intakt. Eine systematische, routinemäßige Durchführung des Dammschnitts führt also dazu, daß die Hälfte der Frauen, die die Entbindung mit intaktem Damm oder einem Riß 1. Grades überstehen könnten, einen Dammschnitt bekommen.

3.1.6. Akzeptable Dammschnittrate

Aufgrund dieser Ergebnisse stellt sich für mich nicht mehr die Frage, ob der Dammschnitt im Hinblick auf die hier untersuchten Argumente routinemäßig durchgeführt werden soll. Vielmehr wird deutlich, daß weitere Studien mit dem Ziel, unsere berufliche Praxis zu ändern und den routinemäßigen Dammschnitt einzuschränken, nicht mehr notwendig sind.

In dem Bericht der WHO von 1987, der sich auf die gleichen Daten stützt, wird geschätzt, daß eine Dammschnittrate von maximal 20 % wissenschaftlich gerechtfertigt sein könnte.

3.2. Epilog: Versuch einer Analyse der Praxis des routinemäßigen Dammschnitts

In diesem Zusammenhang stellen sich mehrere Fragen:
- Wie konnte diese Praxis eine derart leichte und schnelle Verbreitung finden?
- Wie ist es möglich, daß diese Forschungsarbeiten an den Kliniken nicht bekannt wurden?
- Wie ist es möglich, daß die Gesamtrate der Dammschnitte in unseren medizinisch hochentwickelten Ländern immer weiter steigt?
- Wie konnten die Frauen diese Praxis so passiv hinnehmen?

3.2.1. Verbreitung des Dammschnitts

Im Hinblick auf die Verbreitung des Dammschnitts gibt der geschichtliche Rückblick (Kapitel 1.4.) eine Antwort, die ich wie folgt zusammenfassen möchte:
Die Zunahme der Dammschnitte verläuft parallel zur Zunahme der Krankenhausentbindungen und der damit zusammenhängenden interventionistischen Strömung, für die eine Entbindung einen pathologischen Vorgang darstellt.

Diese neue Strömung paßte perfekt zu der neuen Organisationsstruktur der Medizin und ihrer Unterteilung in Spezialgebiete. Die Definition der Geburt als pathologischer Vorgang begründete somit die Wissenschaft der Geburtshilfe.

Die Verlagerung der Geburten ins Krankenhaus vollzog sich mit einer unvorstellbaren Leichtigkeit dank der unbestreitbaren Unterstützung mehrerer wissenschaftlicher Entdeckungen, die zur gleichen Zeit Verbreitung fanden: dabei handelte es sich im wesentlichen um die Regeln der Hygiene (Entdeckung der Mikroben) und die Entwicklung der Antibiotika. Diese beiden Entdeckungen revolutionierten die Medizin und führten zu einem massiven Rückgang der Mütter- und Säuglingssterblichkeit. Die Koinzidenz dieser Entdeckungen mit der Verlagerung der Geburten ins Krankenhaus ermöglichte die Verbreitung einer noch heute herrschenden Ansicht: ,,Dank des Krankenhauses hat die Mütter- und Säuglingssterblichkeit spektakulär abgenommen.''

Der Rückgang der Sterblichkeit bei der Geburt ermöglichte eine Festigung der interventionistischen Strömung und macht verständlich, weshalb die zu dieser Zeit entwickelten Techniken damals und auch heute so wenig in Frage gestellt wurden. (White, 1960; Cockrane, 1972)

3.2.2. Die Universitäten und die Unkenntnis der Realität hinsichtlich des Dammschnitts

Forschungsarbeiten über den Dammschnitt sind aus den bereits erwähnten Gründen sehr selten: Für die Professoren existiert dieses Thema nicht, da die Praxis des Dammschnitts offensichtlich wohl begründet und seit langem allseits anerkannt ist. So verewigen sie in ihrer Lehre das, was sie selbst gelernt haben.

Die Medizinstudenten hingegen, unerfahren und vollkommen in Anspruch genommen durch die Menge des Wissens, das sie sich aneignen müssen, haben nicht die Möglichkeit, diese Lehre in Zweifel zu ziehen.

Die vorhandenen Informationen finden wenig Verbreitung; die Mehrzahl der existierenden Arbeiten über den Dammschnitt stammen aus anglophonen Ländern. In den drei mir aus der Praxis bekannten Ländern: Frankreich, Deutschland und der Schweiz, gelangen diese Informationen nicht bis zu den betroffenen Geburtshelfern. Was die Hebammen anbelangt, so werden diese zu effizienten und kompetenten Technikerinnen ausgebildet; bisher ließ der Lehrplan ihnen auch wenig Raum für eigenständige Forschungen.

3.2.3. Weitere Gründe für die Praxis des Dammschnitts

Wenn der Dammschnitt nicht in Frage gestellt wird, so liegt das auch daran, daß die Mehrheit derjenigen, die sie ausüben, und die große Mehrheit derjenigen, die sie lehren, Männer oder Frauen sind, die selbst niemals ihre Nachteile erleben mußten.

Die Ausbildung in der Geburtshilfe (vielleicht mit Ausnahme der Niederlande) findet im wesentlichen in Universitätskliniken oder anderen großen Zentren mit einer hohen Dammschnittrate und einer besonderen Konzentration pathologischer Fälle statt. So konditioniert (es wäre nicht übertrieben, zu sagen: traumatisiert) durch das, was sie gesehen haben, können die jungen Ärzte und Hebammen am Ende ihrer Ausbildung nur im Geist einer „permanent drohenden Pathologie" denken und sich nicht vorstellen, daß Entbindungen in einem anderen Kontext auch anders ablaufen könnten.

Die für die Pathologie ausgebildeten Ärzte haben gelernt, ein Symptom zu erkennen, seine Ursache zu bestimmen und eine Behandlung zu verordnen. Sie haben gelernt, in dem Prozeß von Krankheit und Heilung eine aktive Rolle zu spielen und haben daher Schwierigkeiten, an den physiologischen Vorgang der Entbindung auf eine andere Art heranzugehen. Eine problemlose Entbindung verlangt nämlich vom Arzt ein sehr zurückhaltendes Verhalten, auf das dieser nicht vorbereitet worden ist.

Wie alles Unkontrollierte: ein Riß macht Angst.
Selbst wenn sie langfristig gesehen weniger schmerzhaft sind und besser heilen, sind manche Risse doch schwierig zu nähen (zum Beispiel wenn

mehrere Hautlappen vorhanden sind). Unmittelbar post partum kann ein gut genähter Dammschnitt plastisch vorteilhafter erscheinen als ein Riß und bessere Heilungsaussichten nahelegen.

Einen Riß zuzulassen heißt, die Souvernität der Natur zu akzeptieren. Die Entwicklung der Wissenschaft hat dem Menschen jedoch die Illusion gegeben, die volle Herrschaft über die Geburt zu besitzen. Die Ärzte und Hebammen haben nicht gelernt, bei einer Entbindung anders einzugreifen als durch einen Dammschnitt; das alte Wissen der Hebammen über den Dammschutz ist verlorengegangen. Zusätzlich zu dem Mangel an Erfahrung stellt die Entbindung ohne Dammschnitt das Unbekannte dar, und das Unbekannte macht Angst. Der Dammschnitt verkürzt die Entbindung. Wenn auch nicht bewiesen ist, daß diese wenigen gesparten Minuten Vorteile für das Kind bringen, so stellen sie doch manchmal einen Ausweg für die Ungeduld und (oder) die Ängste des Arztes dar.

Die Praxis des Dammschnitts gehorcht einer zwar nicht mathematischen, aber weithin bekannten Regel: daß nämlich eine Sache als gut betrachtet wird, wenn sie statistisch sehr weit verbreitet ist. Nach dieser absurden Logik wäre der routinemäßige Dammschnitt also dadurch gerechtfertigt, daß sie überall üblich ist.

3.2.4. Für die Frauen ...

lasse ich N. Coquatrix, M.A. der medizinischen Anthropologie, 1985, zu Wort kommen:

„Die Praxis der Episiotomie beruht auf der Angst. Im Zweifel macht man immer einen Schnitt, obwohl die Berechtigung dieser Verallgemeinerung der Dammschnitt bisher nirgends wissenschaftlich bewiesen wurde ...
Das subtilste und am weitesten verbreitete Instrument zur Rechtfertigung und Vervielfachung der Eingriffe während der Schwangerschaft und der Entbindung ist die Angst. Eine Angst, die den Frauen von Kindheit an beigebracht wird; eine Angst, die der Mehrheit der Geburtshelfer im Verlauf ihrer Ausbildung beigebracht und von ihnen geteilt wird. Es ist diese irrationale Angst, in der der Begriff der Gefahr verwurzelt ist. Dieser Begriff der Gefahr umfaßt zwei Aspekte:

a. den mathematischen Aspekt der Wahrscheinlichkeit, daß ein Ereignis eintritt oder nicht;

b. den emotionellen Aspekt der Angst, daß das betreffende Ereignis eintritt.

Es scheint, daß man in der Geburtshilfe die Frauen wenig oder schlecht über die mathematische Wahrscheinlichkeit, daß ein bestimmtes Ereignis im Verlauf von Schwangerschaft und Entbindung eintreten könnte, informiert; hingegen „spielt" man viel mit der Angst vor Komplikationen, um bestimmte Eingriffe nahezulegen oder aufzuzwingen. So wird die Angst vor einem Riß oder einem eventuellen Gebärmuttervorfall weithin benutzt, um die Episiotomie zu rechtfertigen... Man hält sich mit Schrecken die möglichen Gefahren einer „natürlichen" Entbindung vor Augen, obwohl keine epidemiologische Untersuchung diese Ängste stützt und, ganz im Gegenteil, die statistischen Daten die nachteiligen Folgen systematischer geburtshilflicher Eingriffe beweisen."

Im übrigen sagt man den Frauen nichts über die Gefahren, die durch diesen Interventionismus verursacht werden, oder bagatellisiert sie.

So erklären Angst und Unkenntnis, daß die Frauen diese Eingriffe hinnehmen, ohne sich dagegen aufzulehnen.

3.3. Schlußbetrachtung

Vielleicht erinnert sich der Leser daran (vgl. Einführung), daß ich zu Beginn der Auswertung der vorhandenen Veröffentlichungen überhaupt nicht auf das gefaßt war, was ich dann zu lesen bekam. Ich war selbst am meisten erstaunt über die völlige Kohärenz und Konvergenz der Arbeiten, und ich war überrascht zu lesen, daß der routinemäßige Dammschnitt niemals gerechtfertigt worden ist.

Aber wenn auch diese Monographie mit der Feststellung schließt, daß Risse im Vergleich zum Dammschnitt das kleinere Übel darstellen, so haben sie doch unerwünschte Nachwirkungen und müssen, wenn irgend möglich vermieden werden.

Da der Dammschnitt nicht mehr als sinnvolle Alternative zu einem spontanen Riß betrachtet werden kann, muß man in Zukunft zu wirksamen und gleichzeitig nicht offensiven Mitteln greifen. Es liegen bereits einige Arbeiten in dieser Richtung vor; sie müssen vervollständigt und für Lehrzwecke zu einer Synthese zusammengefaßt werden: Forschungen über Medikamente (das Enzym Hyaluronsure, die Rolle von Kalzium, homöopathische Substanzen), mit denen die Elastizität des Dammes vermehrt werden kann, Untersuchungen über die verschiedenen Positionen bei der Entbindung und über die Wirksamkeit verschiedener Möglichkeiten zur Vorbereitung des Dammes: Massagen, Gymnastik, Entspannung, Diät, Akupunktur, usw.

Außerdem darf das Problem der Harninkontinenz, von dem immerhin 20 % der Frauen nach der Entbindung betroffen sind, nicht vergessen werden. Es scheint, daß Übungen zur Stärkung des Dammes im Zusammenhang mit Maßnahmen wie der funktionellen Elektrostimulation und dem Biofeedback der Dammuskulatur zu guten Ergebnissen führen (vgl. A. Audiguon, 1989). Ich persönlich denke, daß die Stärkung des Dammes unmittelbar post partum in Zukunft ganz besondere Beachtung verdient. Sie sollte systematisch in das Programm der Rückbildungsgymnastik einbezogen werden. Die Hebammen haben bereits erste Schritte im Bereich der Ausbildung unternommen; ich wünsche mir, daß die Krankengymnasten(innen) folgen und daß diese Methoden künftig bereits in den Schulen unterrichtet werden. Es gibt Vorschläge, daß die Übungen zur Kontraktion der Dammuskeln bereits während der Schwangerschaft begonnen werden sollten; dies erscheint mir als eine logische Maßnahme, die in das Programm der Geburtsvorbereitung aufgenommen werden sollte.

Lange Wehendauer, Kristeller, Periduralanästhesie und besonders die Zangenentbindung wurden als Faktoren genannt, die Senkungszustände begünstigen. Ergänzende Forschungen über den Prozentsatz dieser Risiken wären sinnvoll, und die Suche nach Alternativen zu diesen Maßnahmen ist notwendig. Im Hinblick auf die Periduralanästhesie zur Schmerzlinderung z.B. sollten die Frauen mit exakten Zahlen über die Risiken informiert werden. In bezug auf diese exakten Zahlen gilt für den Dammschnitt dasselbe wie für andere im Verlauf der Entbindung durchgeführte Eingriffe: Der Begriff der Gefahr muß den betroffenen Frauen unbedingt mathematisch erläutert und dargelegt werden im Gegensatz zu der „emotionellen" Angst, die bis heute vermittelt wird und die manchmal auf zweifelhaften Grundlagen beruht (vgl. Coquatrix, 1985). Die Frauen sollten jedoch nicht auf eine veränderte Einstellung der Geburtshelfer und Hebammen warten, sondern sich selbst informieren und Informationen über diese Grundlagen verlangen.

Bei dieser Auswertung der wissenschaftlichen Literatur war die beste Entdeckung, die ich machte, die der reichen Möglichkeiten unseres Körpers. In dem Glauben, die Bedingungen für die Geburt verbessern zu können, erfand der Mensch den Entbindungstisch, Anästhetika, steriles Material, die Zange, den Dammschnitt und was weiß ich noch ... und was geht aus den wissenschaftlichen Berichten hervor?

Nach langen retrospektiven, prospektiven und statistischen Studien, den verschiedensten Untersuchungen und Forschungen muß der Mensch am Ende des 20. Jahrhunderts anerkennen, daß bei einer Entbindung die wirksamste Hilfe für Mutter und Kind darin besteht, alle Eingriffe soweit wie möglich zu unterlassen.

Ohne den Fortschritt zu leugnen, den die Wissenschaft der Medizin gebracht hat (außer den Antibiotika und der Hygiene ist hier der Ultraschall zu nennen, pränatale Untersuchungen, sofern sie nicht zu häufig durchgeführt werden, der Kaiserschnitt, die Herztonüberwachung, usw.), muß der Mensch doch bescheiden bleiben. Zwar sind einige Methoden, Untersuchungen und Medikamente in pathologischen Fällen eindeutig von Nutzen, aber im übrigen muß sich die gesamte Behandlung auf ein einziges Ziel richten: der Natur zu ermöglichen, ihre Arbeit unter den besten Bedingungen zu verrichten, da alles, was gegen die Natur geht, Störungen verursachen könnte (siehe dazu die Fragen der WHO in „Die Mutterschaft in Europa", 1988). Zu diesem Thema empfehle ich das Buch von M. Viviez, erschienen in Editions peuple libre: „Mémoires d'une sage-femme de l'Ardèche" (Erinnerungen einer Hebamme im Ardèche). Dieses Buch gibt ausgezeichnete Anstöße zum Nachdenken über die Grenzen und Risiken der Technisierung der Geburt.

Ich habe also durch diese Arbeit sehr großen Respekt vor „Mutter Natur" bekommen, und ich möchte die Frauen ermutigen, Vertrauen zu sich selbst, ihren eigenen Möglichkeiten und dem Reichtum ihres Körpers zu fassen: Dieser Tempel, der das Kind in sich birgt, besitzt alles, was nötig ist, damit die Natur ihr Ziel, das Kind zur Welt kommen zu lassen, im richtigen Moment verwirklichen kann.

Literatur

Ashford, J.I. (1986)
A History of Accouchement Forc): 1550 1985
Birth 13 (4): 241-9

Audignon, A. (1989)
L'incontinence urinaire d'effort du post partum. Traitement par
électrostimulation fonctionelle et biofeedback.
Thèse, université C. Bernard, Lyon

Bex, P.J.M. und Hofmeyr, G.J. (1987)
Perineal management during childbirth and subsequent dyspareunia
Clin Exp Obst Gyn 14 (2): 97-100

Borgatta, L., Piening, S.L. und Cohen, W.R. (1989)
Association of episiotomy and delivery position with deep
perin.laceration during spont.delivery in nullip.women
J. Obstet Gynecol 160 (2): 294-7

Bredsel, C., Peterson, G. und Mehl, L.E. (1979)
Episiotomy: Facts, fictions, figures and alterantives,...,
Compulsory hospitalization or freedom of choice of childbirth
Marble Hill, MO, NAPSAC

Bromberg, M.H. (1986)
Presumptive maternal benefits of routine episiotomy
J of Nurse-Midwifery 31 (3): 121-127

Buekens, P., Bernard, N. und Blondel, B. (1987)
Episiotomie et prevention des déchirures complètes et compliquées.
Une étude dans trois pays européens
J. Gynecol Obstet Biol Reprod 16: 513-517

Child, C.G. (1919)
Episiotomie: its relation to the proper conduct of the perineal stage of
labor Med Rec 96: 142

Coquatrix, N. (1985)
Epsiotomie et mutilations sexuelles
Nursing Québec 5 (3): 22-26

Defrance, D. (1987)
Les examens urodynamiques dans les troubles mictionnels de la
femme. Déductions thérapeutiques à partir de 222 cas.
Thèse, université C. Bernard, Lyon

Delee, J.B. (1920)
The prophylactic forceps operation
Am J Obstet Gynecol 1: 34

Diethelm, M.W. (1938)
Episiotomy: Technique of repair
Ohio Med J 34: 1107

Dunne, K. (1984)
Characteristics associated with perineal condition in an alternative
birth center
Journal of Nurse-Midwifery 29 (1): 29-33

Enkin, M., Keirse, M. und Chalmers, I. (1989)
A guide to effective care in pregnancy and childbirth
Oxford Uni. press

Favre, A. (1983)
Ich, Adeline, Hebamme aus dem Val d'Anniviers
Moi, Adeline, accoucheuse
Sammlung Luchterland

Formato, L.S. (1985)
Routine prophylactic episiotomy: Is it always necessary?
Journal of Nurse-Midwifery 30 (3): 144-148

Gaskin, I.M. (1980)
Community alternatives to high technology birth
Birth control & control. Birth, Holmes H, Humana, New Jersey p 223

Gordon, H. und Logue, M. (1985)
Perineal muscle function after childbirth
Lancet II: 123-125

Harrison, R.F., Brennan, M., North, P.H. und Reed, J. (1984)
Is routine episiotomy necessary?
Britisch Medical Journal 288: 1971-1974

Heap J. (1987)
Too ashamed to tell
Community Outlook 14 (8): 15-17

Hirsch, H.A. (1989)
Episiotomie und Dammriß
Georg Thieme Verlag

Holsen, O. (1989)
Plager etter episiotomi og rifter
(complain following episiotomy and tears)
Sykeleien (Norwegian) 77 (8): 32-3

Hoogendoorn, D. (1982)
Clinical incidence of uterine and /or vaginal prolapse
and nature of the treatment
Nederlands Tijdschrift voor Geneeskunde 126: 1319-1322

Hording, U., Pedersen, K.H. und Sidenius, K. (1986)
Urinary incontinence in 45-year-old women.
An epidemiological survey.
Scand J Urol Nephrol 20 (3): 183-186

Jaubert, M.J. (.)
Les bateleurs du mal joli

Kitzinger, S. und Simpkin, P. (1986)
Episiotomy and the second stage of labor
Pennypress

Kitzinger, S. und Walters, R. (1981)
Some women's experiences of episiotomy
Nation Child Trust, London

Kloosterman, G.J. (1982)
Fewer cases of genital prolapse
Nederlands Tijdschrift voor Geneeskunde 126: 1311

Le Coutour, X., Jouffroy, C. und Beuscart, R. (1984)
Influence de la grossesse et de l'accouchement sur la
fonction de cloture cervico-uretrale
J Gynecol Obstet Biol Reprod (Paris) 13 (7): 771-9

Legino, L.J., Woods, M.P. und Rayburn, W.F. (1988)
Third-and Fourth-Degree Perineal Tears; 50 Years' Experience
at a University Hospital
J Reprod Med 33 (5): 423-426

Lobb, M.O., Duthie, S.J. und Cooke, R.W.J. (1986)
The influence of episiotomy on the neonatal survival.
Incidence of periventricular haemorrhage in
very-low-birth-weight infants.
Europ J Obstet Gynecol 22 (1986): 17-21

Nugent, F.B. (1935)
The primiparous perineum after forceps delivery
Am J Obstet Gynecol 30: 249

OMS (WHO) (1988)
La maternité en Europe, rapport sur une étude
Wenn ein Kind unterwegs ist
OMS (WHO)

Pomeroy, R.H. (1918)
Shall we cut and reconstruct the perineum for every primipara?
Am J Obstet Dis Women Child 78: 211

Reamy, K. und White, S.E. (1985)
Sexuality in pregnancy and the puerperium: a review
Obstet Gynecol Surv 40 (1): 1-13

Röckner, G., Henningson, A. und Wahlberg, V. (1988)
Evaluation of Episiotomy and Spontaeous Tears of Perineum
during Childbirth
Scand J Caring Set 2 (1): 19-24

Roeckner, G., Wahlberg, V. und Olund, A. (1989)
Episiotomy and perineal trauma during childbirth
J Adv Nurs 14 (4): 264-8

Scali, P. (1987)
Pourquoi les prolapsus? (Why uterine prolapse?)
Rev Prat 37 (48): 2930-8

Sleep, J., Grant, A., Garcia, J. und Elbourne, D. (1984)
West Berkshire perineal management trial
Br Med J 289: 587-590

Snooks, S.J. und Swash, M. (1986)
Risk factors in childbirth causing damage to the pelvic innervation
Int J Color Dis 1 (1): 20-4

Spernol, R., Bernashak, G. und Schaller, A. (1983)
Deszensus nach Episiotomie
Geburtsh Frauenheilk 43: 37-39

Stoops Gass, M., Dunn, C. und Stanley, J.S. (1986)
Effect of episiotomy on the frequency of vaginal outlet lacerations
J Reprod Med 31 (4): 240-244

Tapp, A. und Cardozo, L. (1988)
The effect of vaginal delivery on the urethral sphincter
Br J Obstet Gynecol 95 (2): 142-6

Thacker, S.B. und Banta, H.D(avid). (1983)
Benefits and risks of episiotomy: An interpretive
review of the English language literature, 1869-1980
Obstet Gynecol Surv: 322-338

Thorp, J.M. Jr., Bowes, W.A. Jr. und Brame, R.G. (1987)
Selected use of midline episiotomy: effect on perineal trauma
Obstet Gynecol 70 (2):260-2

Thorp, J.M. und Bowes, W.A. (1989)
Episiotomy: can its routine use be defended?
J Obstet Gynecol 160 (5pt1): 1027-30

Varner, M.W. (1986)
Episiotomy: Techniques and indications
Clinical Obstetrics and gynecology 29 (2): 309-317

Viviez, M. (1986)
Mémoires d'une sage-femme de l'Ardèche
Peuple libre

Walzer Yair (1988)
Female urinary incontinence: discerning the exact cause
Post Graduate Medicine 83 (7): 78-88

Welch, R.A. und Bottoms, S.F. (1986)
Reconsideration of head compression and intraventricular
hemorrhage in the vertex very-low-birth-weight foetus
Ostet Gynecol 68 (1): 29-34

Wenderlein, J.M. und Merkle, E. (1983)
Beschwerden infolge Episiotomie. Studie an
413 Frauen mit Komplikationsloser Spontangeburt
Geburtshilfe Frauenheilkunde 43 (10): 625-8

Wilcox, L.S., Strobino, D.M. und Baruffi, G. (1989)
Episiotomy and its role in the incidence of perineal
lacerations in a maternity center and a tertiary hospital
J Obstet Gynecol 160 (5pt 1): 1047-52

Wilcox, R.W. (1985)
The operation of episiotomy
N Y Med J 42: 176

Gebärmöbel von Gisèle Steffen, Hebamme
Info & Verkauf: Dr. Hans Steffen, Propsteiweg 13, D-79112 Freiburg
Tel: +49 7665.97 25 32 – Fax: +49 7665.97 25 31 – e-mail: gebaermoebel@fam-steffen.de

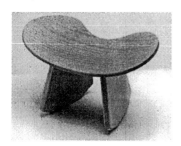

Gebärhocker "Wethener Hocker"
(aus massiv Buchenholz)

Gewicht 2 kg   **EUR 179,-**[*)]
Höhe   18 cm
Breite   40 cm   (DM 350,-)

Dieser Hocker wurde speziell für die Austreibungsphase entworfen. Er ist relativ niedrig im Vergleich zu anderen Hockern auf dem Markt; dies ermöglicht bei den meisten Frauen ein besseres Pressen. Die geschwungene Sitzfläche stabilisiert den Sitz. Die angewinkelten Kufen ermöglichen eine Schaukelbewegung des Beckens nach vorne. Dabei verringert sich die Gefahr von Leistenödemen. Die Frau muß von hinten aktiv gestützt werden. In den meisten Fällen ist dies ein positiver psychologischer Effekt für Frau und Partner.

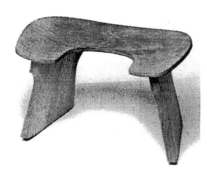

Gebärhocker "Freiburger Hocker"
(aus massiv Buchenholz)

Gewicht 3 kg   **EUR 330,-**[*)]
Höhe   25 cm
Breite   48 cm   (DM 650,-)

Dieser Hocker ist speziell für die Phase der Dilatation und Austreibung konzipiert. Wie der „Wethener Hocker", so ist auch dieser Hocker schaukelfähig, wodurch sich ein günstigerer Winkel des Beckens einstellen läßt (Vermeidung von Leistenödemen). Im Vergleich zum „Wethener Hocker" ist der Freiburger Hocker höher und breiter, sodaß auch stärkere und größere Frauen gut auf ihm hocken können. Auf diesem Hocker benötigt die Frau keine Unterstützung von hinten (wird jedoch empfohlen).

*) inkl. ges. Mehrwertsteuer